望京醫鏡

陈枫

特色组穴与创新针法

张 然　刘金花／主编

陈 枫／主审

北京科学技术出版社

图书在版编目（CIP）数据

特色组穴与创新针法／张然，刘金花主编. -- 北京：北京科学技术出版社，2025. -- ISBN 978-7-5714-4288-0

Ⅰ. R224.2

中国国家版本馆 CIP 数据核字第 2024JB4521 号

策划编辑：张　洁
责任编辑：安致君
责任校对：贾　荣
责任印制：李　茗
封面设计：米　乐
版式设计：美宸佳印
出 版 人：曾庆宇
出版发行：北京科学技术出版社
社　　址：北京西直门南大街 16 号
邮政编码：100035
电　　话：0086 – 10 – 66135495（总编室）　0086 – 10 – 66113227（发行部）
网　　址：www.bkydw.cn
印　　刷：北京盛通印刷股份有限公司
开　　本：850 mm×1168 mm　1/32
字　　数：102 千字
印　　张：5.375
版　　次：2025 年 1 月第 1 版
印　　次：2025 年 1 月第 1 次印刷
ISBN 978-7-5714-4288-0

定　　价：69.00 元

望京醫鏡

编写委员会

顾 问

黄璐琦　朱立国　孙树椿

主 任

李　浩　高景华

副主任（按姓氏笔画排序）

全洪松　杨克新　张　清　赵　勇　俞东青　曹　炜
谢　琪　薛侗枚

指导委员会 （按姓氏笔画排序）

朱云龙　　刘祖发　安阿玥　杨国华　肖和印　吴林生
邱模炎　　张　宁　张世民　张兴平　陈　枫　周　卫
胡荫奇　　夏玉清　徐凌云　高　峰　程　玲　温建民
魏　玮

组织委员会 （按姓氏笔画排序）

丁品胜　于　杰　于忱忱　王　敏　王朝鲁　叶琰龙
朱雨萌　朱钟锐　刘光宇　刘劲松　刘桐辉　孙　婧
张　茗　张兆杰　金秀均　郎森艳　徐一鸣　焦　强
魏　戌

工作委员会 （按姓氏笔画排序）

王　浩　王宏莉　王尚全　王春晖　王德龙　冯敏山
朱光宇　刘　涛　刘世巍　刘惠梅　刘燊仡　张　平
张　然　张　磊　范　肃　秦伟凯　栾　洁　高　坤
郭　凯　梁春玲　蒋科卫　谭展飞　潘珺俊

《特色组穴与创新针法》

编者名单

主　审

陈　枫

主　编

张　然　刘金花

副主编

蔡向红　王丽婷　芦殿荣　史玉环

编　者（按姓氏笔画排序）

王芝娜　田浩林　刘子祯　刘雅华　　李晓涛　李梓婷

宋百娟　陈东晓　陈晓杰　居李佳易　胡　洁　胡　鹏

骆第诚　袁　盈　翁跃妍　薛涵月

黄 序

　　中医药学包含着中华民族几千年的健康养生理念及其实践经验，是中华文明的瑰宝，凝聚着中国人民和中华民族的博大智慧，是中华民族的伟大创造。作为世界传统医药的杰出代表和重要组成部分，自古以来，中医药以其在疾病预防、治疗、康复等方面的独特优势，始终向世界传递着中华民族的生命智慧和哲学思想，为推动人类医药卫生文明作出了巨大贡献。党中央、国务院历来高度重视中医药工作，党的十八大以来，中医药传承发展进入新时代，中医药高质量发展跑出"加速度"。每一个中医药发展的高峰，都是各时期中医药人才在传承创新中铸就的，历代名医大家的学术经验是中医药学留给我们的宝贵财富，应当"继承好、发展好、利用好"。

　　中国中医科学院望京医院（简称"望京医院"）历经四十余年的传承发展和文化积淀，学术繁荣、名医荟萃，尤其是以尚天裕、孟和为代表的中医骨伤名家曾汇聚于此，留下了许多宝贵的临证经验、学术思想、特色疗法。为贯彻落实党中央、国务院有关中医药传承创新发展的战略部署，望京医院以"高水平中医医院建设项目"为契机，设立"名老医药专家学术经验传承"专项，成立丛书编写委员会，编撰"望京医镜"系列丛书。本套丛书旨在追本溯源、立根铸魂，挖掘整理名医名家经验，探寻中医名家传承谱系及其学术发展脉络，促进传承经验的多途径转化。丛书记录了诸多鲜活的医论、医案、医方，是望京医院中医名家毕生心血经验之凝结，且对中医药在现代医学体系中的价值进行了深入探讨和崭新诠释，推动了中医理论发展，是兼具传承性、创新性、实用性和系统性的守正创新之作，可以惠及后辈、启迪后学。

医镜者，"晓然于辨证用药，真昭彻如镜"，希望"望京医镜"丛书能让广大中医药工作者读后有"昭彻如镜"之感。相信本套丛书的出版能使诸多中医名家的经验成果、思想精髓释放出穿透岁月、历久弥新的光彩，为促进中医药学术思想和临床经验的传承，加快推动中医药事业传承创新发展、共筑健康中国贡献智慧和力量。

中国工程院院士
中国中医科学院院长

2024 年 10 月

朱　序

　　中医药学是中华文化智慧的结晶，在几千年与疾病的斗争中不断发展壮大，成为维护人类健康的重要力量。中医药的整体观念与辨证施治的思维模式具有丰厚的中国文化底蕴，体现了自然科学与社会科学、人文科学的高度融合和统一，这正是中医药顽强生命力之所在，也是中医药发挥神奇功效的关键。其实践历经数千年而不衰，并能世代传承不断发展，与经得起检验的良好临床疗效密不可分。

　　《"健康中国2030"规划纲要》明确提出要"充分发挥中医药独特优势"，弘扬当代名老中医药专家的学术思想和临床诊疗经验，推进中医药文化传承与发展。"望京医镜"系列丛书的编写正是我院推进中医药传承与创新的一项重要举措。

　　本套丛书的编写得到了中国中医科学院及望京医院各级领导的大力支持，涵盖骨与关节退行性疾病、风湿病、老年病、心血管病、肾病等专科专病，将我院全国名老中医、首都名中医等专家的临证经验、学术思想、用药经验、特色疗法等进行了挖掘与整理，旨在"守正创新、传承精华"，拓展中高级中医药专业技术人员的专业知识和技能，提升专业水平能力，更好地满足中医药事业传承发展需求和人民健康需要。

本套丛书不仅是对临床经验的系统梳理与总结，更是对中医药在现代医学体系中的价值进行的深入诠释与再认识。这些积累与研究，旨在推动中医药在专科专病方面取得更大的进展，并为现代医学提供更加广泛和深刻的补充与支持。

希望本套丛书能为中医药学术界提供启发，成为从事科学研究和临床工作的中医专业人员的有益参考，同时为患者带来更加有效的治疗方案，贡献中医药的智慧与力量。

中国工程院院士

2024 年 9 月

孙　序

　　中医药学是中国古代科学的瑰宝，也是打开中华文明宝库的钥匙。习近平总书记号召我们中医药工作者要"把中医药这一祖先留给我们的宝贵财富继承好、发展好、利用好，在建设健康中国、实现中国梦的伟大征程中谱写新的篇章"。

　　中国中医科学院望京医院成立于 1997 年，秉承"博爱、敬业、继承、创新"的院训精神，不断发展，目前已经成为一所以中医骨伤科为重点，中医药特色与优势显著，传统与现代诊疗技术相结合的三级甲等中医医院。历任领导非常重视对名医学术思想的挖掘与传承工作。本次由望京医院组织编写的"望京医镜"系列丛书，就是对建院以来诸多名医名师临证经验和典型医案的全面总结。

　　本套丛书覆盖了中医临床多个学科，从临床案例到理论创新，都作了较为详尽的论述，图文并茂，内容丰富，在注重理论阐述的同时，也强调了临床实践的重要性；同时深入剖析了名医们的医术精髓，揭示其背后的科学原理与人文关怀。本套丛书汇聚了众多中医领域的权威专家学者参与编写，他们不仅学术造诣深厚，更在临床实践中积累了丰富的经验。正是由于这些专家的鼎力支持，本套丛书才既具有学术权威性，又贴近临床实际，具有很高的实用价值。

相信本套丛书的出版与发行必将对中医学科的传承发展大有裨益，愿为之序。

全国名中医
中国中医科学院首席研究员

2024 年 10 月

20世纪70年代末,百废待兴、百业待举,为推广中西医结合治疗骨伤科疾病的临床经验,在周恩来总理、李先念副总理等老一辈党和国家领导人的关怀下,成立了中西医结合治疗骨关节损伤学习班,集结了冯天有、尚天裕等一批杰出的医学大家,随后成立了中国中医研究院骨伤科研究所(简称"骨研所"),全国中西医骨伤名家齐聚,开辟了以爱兴院、泽被苍生、薪火相传的新篇章。凡此种种,都发生在北京东直门海运仓的一座小楼内;但与这座小楼相距不过十余里的一片村落与田地中,有一所中医院校与一所附属医院也在冒芽待生。

当时,"望京"还是一片村落,并不是远近闻名的"北京发展最快区域""首都第二CBD",其中最核心的区域"花家地"还是一片农田,其命名来源是"花椒地"还是"苇家地"都已难以考证;但无论是"花家地"还是"花椒地",地上种的究竟是不是花椒已不重要,人们对于这片土地的热爱与依赖，成为了这片土地能够留下名字的重要原因。20 世纪 80 年代后期，花家地的"身份"迎来了 360 度转变，并在 20 世纪 90 年代一跃成为当时北京人口最密集、规模最大的居民区，唯一的现代化社区，曾被冠名为"亚洲最大的住宅社区"。其飞速发展和惊人变化，用"日新月异"来形容都略显寡淡。那田地中的院校，也从北京针灸学院更名为了北京针灸骨伤学院，成为了面向国内外培养中医针灸和骨伤科高级人才的基地；那田地中的医院，也建起了宏伟的大楼，满足着望京众多百姓的就医需求。1997 年，中国中医研究院骨伤科研究所、北京针灸骨伤学院骨伤系、北京针灸骨伤学院附属医院合并，正式成立中国中医研究院望京医院，后更名为中国中医科学院望京医院。

时至今日，骨研所、骨伤系、附属医院的脉络赓续相传，凝聚成望京医院发展壮大的精神血脉，凝聚在"博爱、敬业、继承、创新"的院训精神中，更希望可以凝聚在一套可以流传多年、受益后人的文字之中，所以我们组织全院之力编纂了这套丛书，希望可以凝练出众多前辈的学术思想、医德仁术，为后生所用、造福患者。这套丛书汇集了尚天裕、孟和、蒋位庄、朱云龙、孙树椿等老一辈名医的经验，收录了朱立国、刘祖发、安阿玥、李浩、杨国华、肖和印、吴林生、邱模炎、张宁、陈枫、周卫、赵勇、胡荫奇、夏玉清、徐凌云、高峰、曹炜、程玲、温建民、魏玮等中生代名医的经验。丛书名为

"望京医镜"，医镜者，医者之镜也。我们希望通过著书立说，立旗设镜，映照出名老医药专家的专长疗法、学术思想、人生体悟，启示后人，留下时代画卷中望京医院传承脉络浓墨重彩的一笔，成为医学新生代可学可照之明镜，将"继承好、发展好、利用好"中医药传承创新落到实处。

丛书编写委员会

2024 年 10 月

　　陈枫教授临证近 40 年，以针灸治疗内、外、妇、儿各科疾病，特别是一些疑难疾病，独具特色，疗效显著。针灸临证，各家皆有所长，但历代医家对针灸组穴研究较少。针灸组穴研究是陈枫教授的一大特色，使针灸临床选穴用方形成体系，穴位之间形成联系，极大地提高了临床疗效。陈枫教授的第一个针灸组穴是"颅底七穴"，最早于 1996 年发表于《中医杂志》，用于帕金森病的治疗，并形成特色，影响神经内科针灸临床数十年，后有人将其适应证范围拓展至其他多种疾病。本书以"颅底七穴"开篇，其中也包含着"哑门深刺"创新针法的操作要点，以供读者借鉴。

　　书中诸多特色组穴和创新刺法，皆为陈枫教授将传统医学智慧与现代创新理念完美融合的产物，都是经过精心研究和实践验证的瑰宝，它们凝聚着陈枫教授的心血与智慧，为病证的治疗提供了新的思路和方法，是对传统针法的突破与升华，为我们开启针灸学新境界大门的同时也展现了对中医学的传承与发扬。

　　书中同时也收录陈枫教授一些经典的日常针灸医话和验案，它们以通俗易懂的语言呈现在本书中，无论是初学者还是经验丰富的从业者，都能够轻松地理解和学习。在阅读这些案例时，仿佛能看到陈枫教授在诊室内全神贯注地为患者诊治的身影。每一个成功案例的背后，都蕴含着陈枫教授深厚的医学造诣和对患者的关爱之情。

　　此书如师，谆谆教导，它以独特的见解，宝贵的经验，为我们指引方向，让我们面对困惑时，勇敢前行，劈出一条正确的道路；亦如益友，循循善诱，其中丰富的案例，就像朋友间的交流，与我们分享这道路两旁不同的风景，使我们不拘泥片面，得以拥有更宽阔的思路。

　　最后祝愿阅读此书的人将理念与实践相结合，走进此书，融入此书，突破此书，薪火相传，成为更好的自己。

张　然　王丽婷

2024 年 11 月

吾幸承师门，受业于中医之道。吾师行医数载，明敏卓识，医术精湛，尤以针灸之术著称。师之针法，若灵蛇出洞，气随针转，依经导络，决凝开滞，屡建奇功。累年临床，师细心体察，总结诸种组穴与诸般针法，汇成一帙，名曰《特色组穴与创新针法》。

是集也，非泛泛之作，实乃师多年心血之结晶。观其分门别类，论症施针，皆出于实战，字字珠玑，句句精华。吾作为弟子，兼此书撰者，得睹斯文，如饮甘露，心神俱清。

是集之成，将惠后世医者，传灯续灸，光大师门。故撰数言以为序，愧不能尽述师恩与斯集之奥妙也。愿后学得以此书，启迪思维，克绍箕裘，发扬光大吾华夏之神针艺术，济世活人，绵延不绝。

刘金花

2024 年 8 月

目 录

第一章　特色组穴

一、颅底七穴

帕金森病是一种神经变性疾病，主要临床表现有静止性震颤、姿势反射障碍、肌强直及运动迟缓等[1,2]。我国帕金森病患者已经超过 200 万，其中 65 岁以上人群占比为 1.7%[3]。作为一种缓慢进展性疾病，帕金森病最终可使患者丧失生活能力，给个人、社会和国家带来沉重的经济负担。因本病常见症状为震颤、行走不稳，中医称之为"跌蹶""颤证""振掉""颤振"等。《素问·至真要大论》[4]云："诸风掉眩，皆属于肝。"明·王肯堂《证治准绳》[5]："颤，摇也；振，动也。筋脉约束不住而莫能任持，风之象也。"说明本病与肝有密切的关系。以后历代医家不断总结认识，直至清·张路玉在《张氏医通》一书中，将"颤证"作为独立的病名加以讨论，并指出其病机是风、火、痰为患[6]。目前临床将本病基本分为肝肾不足、气血两虚、痰热动风 3 个证型，治疗方剂各有所长。西药治疗本病虽然有效，但不易巩固，且常因药物引起的不良反应而被迫停药。

针刺治疗帕金森病，诸家各有所长，陈枫教授结合多年临床经验筛选出"颅底七穴"治疗该病。通过临床研究发现，颅底七穴针法对于改善帕金森病患者的肢体灵活性，改善患者僵直、俯屈姿态以及呆板面容、言语障碍等优于常规左旋多巴类药物，并且远期疗效更佳[7]。

1. 穴位组成

哑门、风池（双侧）、完骨（双侧）、天柱（双侧）。

2. 穴位定位

参照中华人民共和国国家标准《经穴名称与定位》（GB/T 12346—2021）定位如下。

（1）哑门：在颈后部，第2颈椎棘突上际凹陷中，后正中线上。

（2）风池：在颈后区，枕骨之下，胸锁乳突肌上端与斜方肌上端之间的凹陷中。

（3）完骨：在颈部，耳后乳突的后下方凹陷中。

（4）天柱：在颈后部，横平第2颈椎棘突上际，斜方肌外缘凹陷中。

3. 组穴功效

平肝阳，息肝风。

4. 组穴原理

《素问·脉要精微论》云："头者精明之府。"张介宾注："五脏六腑之精气，皆上升于头。"头是经气汇集的重要部位，故治疗该病时选取的头部穴位可直达病所。本病虽然从本虚标实立论，但临床表现以震颤（即标实）为其基本特征。阳邪主动，故震颤不能自持当首先责之于阳。动阳之因甚多，邪盛即可以动阳。故风火痰瘀历来被学者们认为是本病的重要病因，是标实的具体体现。阴虚不能制阳，阳盛为邪是动阳的又一重要因素。"颅底七穴"中哑门属督脉，也是督脉与阳维脉的交会穴，而督脉总督人体一身之阳，阳维脉维系一身之阳经，故该穴可以看作一身之阳的聚结点。治阳邪当从阳经入手，故哑门是治疗该病的主穴。风池、完骨为胆经穴位，一方面震颤为风动之表象，风池本身便具有祛风散邪之功；另一方面胆与肝互为表里，通过治胆而治肝，使肝平则风息，风息则动自止。天柱为膀胱经穴位，膀胱经为巨阳，系阳中之阳，其又在风池、哑门之间，可以辅助加强两穴之作用。

5. 操作要点

完骨进针 1 寸，针尖向鼻尖；风池进针 1.2 寸，针尖向对侧目睛；天柱垂直进针 1 寸；哑门垂直进针，针尖略向下，进针 1.2 寸。均采用捻转手法，平补平泻。哑门深部接近延髓，必须严格掌握针刺的角度和深度。

二、明目组穴

近视，中医称为"目不能远视"，又名"能近怯远症"，至《目经大成》[8]始称"近视"。现代医学[9]认为，近视是眼在调节放松状态下，平行光线经过眼的屈光系统折射后，聚焦在视网膜之前，从而导致远距离视物模糊，严重可以致盲。近年来，儿童的近视患病率逐渐升高[10]，有报道[11]显示，我国学龄期儿童近视患病率高于 70%，如果发展成高度近视，则有可能会导致永久性视力损害，严重者甚至导致失明[12]。目前现代医学[13,14]对于近视的治疗，主要是运用 M 受体阻断剂、光学眼镜及手术等方法进行干预，虽有一定疗效，但同时也存在相应的副作用和风险。中医学对本病论述颇多，古籍中有大量预防和治疗本病的相关记载，研究[15,16]表明，中医在预防和治疗近视上具有较好疗效，且费用低，毒副作用小，风险低。其中针灸不仅方便、副作用小，且疗效较好，世界卫生组织在 1979 年已将（儿童）近视纳入针灸治疗的有效病种[17]。

陈枫教授治疗近视时将经脉理论与脏腑理论相结合，从少阴枢及少阳枢来益精、补气、养血以达濡养目睛之功效。少阴枢包括手少阴心经、足少阴肾经，少阳枢包括手少阳三焦经、足少阳胆经。少阴枢与少阳枢内寄君火、相火，人之生长发育、气血化生皆依赖于此二火的养育温化[18]。同时少阴枢、少阳枢亦是人体阴阳二气之圆运动的主要枢纽，人一身之气血运转，如环无端，循环不息皆有赖于此二枢机之通达和畅[19]。

从经脉角度而言：心经连目系，入于目窍；肾经通过膀胱经与目内眦相连；三焦经入于目锐眦；胆经则起于目锐眦。《灵枢·经脉》[20]载："心手少阴之脉……其支者，从心系，上夹咽，系目系。""肾足少阴之脉……贯脊，属肾，络膀胱。""膀胱足太阳之脉，起于目内眦……""三焦手少阳之脉……其支者……前交颊，至目锐眦。""胆足少阳之脉，起于目锐眦……其支者，从耳后入耳中，出走耳前，至目锐眦后。"这些经脉的循行皆与目相关，无论从支部或者从络脉都可抵达眼周，由此可见，少阴枢与少阳枢与目关系密切。

从脏腑功能来看，心主血脉，为五脏六腑之主，而目为宗脉所聚，正如《黄帝内经》[21]所言："诸脉皆属于目。""夫心者，五脏之专精也，目者其窍也。"指明心可输送诸脉之血上达于目窍。肾主藏精，《素问·上古天真论》[21]言："肾者主水，受五脏六腑之精而藏之。"即五脏六腑之精皆藏于肾，同时肾之精可化气生血，而肝为肾之子，开窍于目，肝所藏之血亦由肾精所化生从而上达于目。与此同时，十二经脉之气来源于肾所化生之气，《难经·八难》[22]言："诸十二经脉者，皆系于生气之原。所谓生气之原者，谓十二经之根本也，谓肾间动气也。此五脏六腑之本，十二经脉之根，呼吸之门，三焦之原，一名守邪之神。"肾精充盛，则脏腑精气、经脉之气充足，如此目睛可得脏腑经脉之精气濡养。胆为中精之腑，附着于肝，与肝相表里，其内藏精汁，由肝之余气所化，其精汁可助脾胃运化以化生气血，亦能渗润目中神膏及养护瞳神。《素问·六节脏象论》[21]言："凡十一脏，取决于胆。"再有《脾胃论·脾胃虚实传变论》[23]曰："胆者，少阳春升之气，春气升则万化安，故胆气春升，则余脏从之。"诸脏腑之气升降、开合、出入必基于胆气生发、枢机运转方可上行入于目之清窍。三焦主气化，主持诸气，《难经·六十六难》[22]言："三焦者，原气之别使也，主通行三气，经历于五脏六腑。"脏腑的精气需通过三焦气化方可灌注目睛。由此可见目之精、气、血藏纳于肾，受心所主，经胆的升发、三焦的气化，再经过一阴一阳之枢机的运转、经脉的输送方能上达于目，滋养目窍，使目维持正常的视觉功能。故陈枫教授认为从少阴枢与少阳枢调治近视，可使目之精、气、血充足，并创立明目组穴。

1. 穴位组成

风池、目窗、阳白、丝竹空、攒竹、四白、足临泣、外关、神门、太溪、三阴交、足三里，均为双侧。

2. 穴位定位

参照中华人民共和国国家标准《经穴名称与定位》（GB/T 12346—2021）定位如下。

（1）风池：在项部，枕骨之下，胸锁乳突肌上端与斜方肌上端之间的凹陷中。

（2）目窗：在头部，前发际上1.5寸，瞳孔直上。

（3）阳白：在头部，眉上1寸，瞳孔直上。

（4）丝竹空：在头部，眉梢凹陷中。

（5）攒竹：在面部，眉头凹陷中，额切迹处。

（6）四白：在面部，眶下孔处。

（7）足临泣：在足背，第 4、5 跖骨底结合部的前方，第 5 趾长伸肌腱外侧凹陷中。

（8）外关：在前臂后侧，腕背侧远端横纹上 2 寸，尺骨与桡骨间隙中点。

（9）神门：在腕前内侧，腕掌侧远端横纹尺侧端，尺侧腕屈肌腱的桡侧缘。

（10）太溪：在踝后内侧，内踝尖与跟腱之间的凹陷中。

（11）三阴交：在小腿内侧，内踝尖上 3 寸，胫骨内侧缘后际。

（12）足三里：在小腿外侧，犊鼻下 3 寸，犊鼻与解溪连线上。

3. 组穴功效

调枢通络，补气养血，益精明目。

4. 组穴原理

风池、阳白为胆经、阳维脉之交会穴，具有调气机、升清阳、导气血入目之效。目窗亦为胆经、阳维脉交会穴，主治目眩眩远视不明。丝竹空为三焦经的穴位，位于眉梢凹陷处，有疏调三焦气机、清利头目之效，是治目疾要穴。攒竹为足太阳膀胱经穴，位于眉头凹陷处；四白为足阳明胃经穴，位于眶下孔处。两穴均是治目疾要穴，配合阳白、丝竹空可改善眼部气血，疏经通络。足临泣为胆经输穴，通于带脉，善于调达枢机、疏经通络；外关为三焦经络穴，通于阳维脉，长于通利三焦、理气导滞。二穴属于八脉交会穴，相伍可条达少阳之枢以通畅枢机。神门为心经原穴，有益心安神之效，与肾经原穴太溪共调五脏，通少阴之枢，同时配诸穴以调气血入目。太溪为肾经原穴，可滋阴益肾，壮元阳；三阴交属脾经，为足三阴经交会穴，可健脾、疏肝、益肾；足三里为胃经合穴，可健脾胃、补气血。此三穴相伍意在先天滋后天、后天养先天，可补益化生元精、元气、元血，用于培本固源，使脏腑精充血足。诸穴相配体现了调枢通络、补气养血、益精明目之意。

5. 操作要点

针刺时患者取坐位，先针刺太溪、三阴交、足三里、神门以调少阴枢，补益化生元精、元气、元血；再针刺足临泣、外关以调少阳之枢，以开通道；继而针刺风池、目窗、阳白、丝竹空、攒竹、四白使精、气、血输达于目。风池进针 1.2 寸，针尖向对侧目睛，太溪、三阴交、足三里穴均直刺进针 1 寸，其余穴位按常规针刺，均行平补平泻手法。以上操作完毕后均留针 30 分钟。

三、反流性食管炎组穴

反流性食管炎属于胃食管反流病的一种，发病率较高，占胃食管反流病的 48%～79%，严重者可影响进食[24]。该病的产生是由于胃和十二指肠内容物（包括胆酸、胃蛋白酶及胰液等）逆流进食管，导致食管局部黏膜破损、糜烂等，临床上以反酸、烧心、胃胀、嗳气、胸骨后疼痛以及灼热等为主要表现。内镜检查是诊断反流性食管炎的主要方法[25]。对于此病，西医的治疗方法主要包括手术和保守治疗，保守治疗一般以调整患者饮食习惯、口服胃黏膜保护剂以及质子泵抑制剂等为主，长期保守治疗无效的患者可考虑外科手术以缓解病痛[26]。目前临床应用的治疗药物包括奥美拉唑、铝碳酸镁等，虽能快速缓解患者症状，但病情易反复发作且药物刺激性强[27]。

在中医方面，至今为止还没有统一的病名来定义此病，临床上仍以患者的主要症状命名[28]。根据患者的临床症状不同，将其归于"反胃""吞酸""嘈杂""吐酸""食管瘅"等范围[29]。易越等人[30]通过系统研究发现针药结合治疗反流性食管炎不仅安全有效，而且复发率低。

陈枫教授认为，脾胃共居中焦，脾主运化、主升清，胃主受纳、主降浊，为人体气机升降之枢纽。脾为孤脏，中央土以灌四傍；胃者，五脏之本，亦为六腑之大源。若因感受外邪、情志失调、饮食不节，抑或是先天脾胃虚弱，则使中焦气机逆乱，甚者形成湿热、痰浊、血瘀、食积等病理产物，进一步影响病情。再结合"实则阳明、虚则太阴"，陈枫教授提出升清降浊以行气血、滋养后天以扶正气的理念，并研制出反流性食管炎组穴，疗效甚佳。

1. 穴位组成

（1）主穴：膻中、内关（双侧）、中脘、天枢（双侧）、阴陵泉（双侧）、足三里（双侧）、下巨虚（双侧）、太溪（双侧）。

（2）配穴：肝胃郁热配穴太冲、内庭；肝胃不和配穴期门、气冲；脾胃湿热配穴公孙、丰隆；气滞血瘀配穴血海、膈俞；胃阴不足配穴冲阳、胃俞；食滞胃脘配穴上巨虚、大横。

2. 穴位定位

参照中华人民共和国国家标准《经穴名称与定位》（GB/T 12346—2021）定位如下。

（1）膻中：在前胸部，横平第4肋间隙，前正中线上。

（2）内关：在前臂前侧，腕掌侧远端横纹上2寸，掌长肌腱与桡侧腕屈肌腱之间。

（3）中脘：在上腹部，脐中上4寸，前正中线上。

（4）天枢：在上腹部，横平脐中，前正中线旁开2寸。

（5）阴陵泉：在小腿内侧，由胫骨内侧髁下缘与胫骨内侧缘形成的凹陷中。

（6）足三里：在小腿外侧，犊鼻下3寸，犊鼻与解溪连线上。

（7）下巨虚：在小腿外侧，犊鼻下9寸，犊鼻与解溪连线上。

（8）太溪：在踝后内侧，内踝尖与跟腱之间的凹陷中。

3. 组穴功效

升清降浊，补益气血。

4. 组穴原理

膻中为气会，任脉、小肠经、三焦经、脾经、肾经之交会穴，可以理气活血、宽胸利膈；内关为八脉交会穴，通阴维脉，可疏通冲脉之气血以养后天，亦可理气和中；中脘为胃之募穴、八会穴之腑会，亦为任脉、小肠经、三焦经、胃经之交会穴，可健脾和胃、消积化滞、理气止痛；天枢为大肠募穴，可起升清降浊之作用；阴陵泉为脾经合穴，可健脾渗湿，益肾固精；足三里为足阳明胃经之合穴、胃之下合穴，可健脾胃而化生气血；下巨虚为小肠下合穴，可泌别清浊；太溪为足少阴肾经原穴、输穴，可以补肾滋阴，纳气调经。

5. 操作要点

上述穴位均采用解剖定位。天枢采取右侧针尖向下，左侧针尖向上，针与穴位呈小于 20° 角进针，以达到升清降浊的目的；膻中向下平刺，刺入 0.3～0.5 寸；足三里、太溪行捻转补法，并以 120 次/分的频率各捻转 1 分钟；阴陵泉、下巨虚行平补平泻法；其余穴位常规针刺。以上穴位操作完毕后均留针 30 分钟。

四、七星台组穴

"七星台"是一个很美的名字，"七星台组穴"是陈枫教授临床治疗肩部疾病常用的一组穴位。这组穴位的深层有大圆肌、冈上肌、冈下肌等肌群；分布着桡神经、腋神经、肩胛上神经、肩胛背神经。这些肌肉和神经能起到支配上臂外旋、内旋、外展、内收及肩胛上举等作用，通过针刺这些穴位，可促进血液循环代谢，增加关节部位的血流，达到活血散瘀、消肿止痛的目的，从而缓解肌肉痉挛、改善肩关节的运动功能。

1. 穴位组成

大椎、肩中俞（双侧）、肩外俞（双侧）、曲垣（双侧）、秉风（双侧）、臑俞（双侧）、肩贞（双侧）。

2. 穴位定位

参照中华人民共和国国家标准《经穴名称与定位》（GB/T 12346—2021）定位如下。

（1）大椎：在颈后部，第 7 颈椎棘突下凹陷中，后正中线上。

（2）肩中俞：在背部，第 7 颈椎棘突下，后正中线旁开 2 寸。

（3）肩外俞：在背部，第 1 胸椎棘突下，后正中线旁开 3 寸。

（4）曲垣：在肩带部，肩胛冈内侧端上缘凹陷中。

（5）秉风：在肩带部，肩胛冈中点上方冈上窝中。

（6）臑俞：在肩带部，腋后纹头直上，肩胛冈下缘凹陷中。

（7）肩贞：在肩带部，肩关节后下方，腋后纹头直上 1 寸。

3. 组穴功效

通经活络止痛。

4. 组穴原理

《灵枢·经脉》记载："小肠手太阳之脉……上循臑外后廉，出肩解，绕肩胛，交肩上……从缺盆循颈，上颊。"组穴方中除大椎外的六个穴位都是手太阳小肠经穴位，故而治疗颈肩痛正属于其经脉主治范围之内，其效较佳。小肠经循行于肩背部及颈项部，因而被称为"肩脉"。大椎属督脉穴，督脉循颈项脑后，与手太阳小肠经穴位形成配伍，对颈肩疾病的治疗相得益彰。从经筋分布讲，大椎穴在左右足太阳经筋之间，"足太阳之筋……上挟脊上项……其直者，结于枕骨……其支者，从腋后外廉，结于肩髃。其支者，入腋下，上出缺盆，上结于完骨"，是颈肩疾病主要病灶部位。本组穴位实际上是经筋取穴与经脉取穴的完美结合。

5. 操作要点

临床操作时主穴和配穴的选择要有所区别：病在"项"，大椎穴是主穴；病在"肩"，肩贞穴是主穴。主穴的操作与其他六穴不同，强调深刺和得气，其他穴位浅刺留针配合即可。对于难治颈肩病可配合跗阳穴。

五、青灵组穴

神经根型颈椎病是指由于单侧或双侧神经根受压或受刺激

而引起的，以上肢疼痛、麻木为主要症状的疾病，多见于中老年人。该病多由颈椎的退行性改变如颈椎间盘病变、颈椎骨质增生和颈部韧带钙化、颈部损伤等因素刺激或压迫颈神经根所致。颈椎病又名项痹，中医学认为该病病在项，其病位属阳，其邪多以伤阳，故临床治疗多以阳经取穴为主。

神经根型颈椎病治疗过程中，天柱、风门二穴虽可温阳通经止痛，但人体作为有机整体，具有"孤阴不生，独阳不长"的特性，因此治疗过程中应该注重"阴中求阳"，以进一步激发人体正气，提高祛邪、治疗疾病的能力。陈枫教授结合几十年临床工作经验，认为青灵穴配合天柱、风门的组穴在临床治疗神经根型颈椎病最为适宜。

1. 穴位组成

青灵（患侧）、天柱（双侧）、风门（双侧）。

2. 穴位定位

参照中华人民共和国国家标准《经穴名称与定位》（GB/T 12346—2021）定位如下。

（1）青灵：在臂内侧，肘横纹上3寸，肱二头肌的内侧沟中。

（2）天柱：在颈后部，横平第2颈椎棘突上际，斜方肌外缘凹陷中。

（3）风门：在背部，第2胸椎棘突下，后正中线旁开1.5寸。

3. 组穴功效

温阳通经，活血止痛。

4. 组穴原理

《灵枢·邪气脏腑病形》曰："（邪气）中人也，方乘虚时……中于项则下太阳。"天柱为足太阳膀胱经穴，治疗头痛、项痛、眩晕、目痛、肩背痛等疾病。《针灸聚英》[31]记载该穴主"项如拔，项强不可回顾"，认为该穴具有通行颈部气血、疏经通络的功效。天柱穴最早见于《灵枢·本输》。《说文解字》[32]曰："柱之言主也。"对本穴的位置及名称进行详细说明见于《针灸穴名释义》："人体以头为天，颈项犹擎天之柱，穴在项部方肌起始部，天柱骨之两旁，故名天柱。"风门穴为督脉和足太阳经交会穴，该穴治疗伤风、头痛、项强、胸背痛等疾病。《古法新解会元针灸学》总结该穴为："风门者，风所出入之门也。"《太平圣惠方》[33]记载风门主"伤寒项强……风劳呕逆上气、胸痛背痛"。二穴相配，共奏温阳通经、活血止痛功效。

青灵穴为手少阴心经腧穴，可有效缓解上肢局部麻痛不适，同时远近配穴可疏通经络，促进机体气血运行。此外，从经络循行方面看，手少阴心经与手太阳小肠经相表里，青灵穴针刺后经气传于小肠经并激发阳气，起到表里配穴的作用。三穴共刺使阳气化生有源，阴阳交接而精神乃治，最终使得疾病"自愈"。

5. 操作要点

青灵穴取穴以患侧为主，直刺 0.5 ~ 1 寸。天柱穴和风门穴均双侧取穴，天柱穴直刺或斜刺 0.5 ~ 0.8 寸，不可向内上方深刺，以免伤及延髓。风门穴斜刺 0.5 ~ 0.8 寸。

六、人迎组穴

甲状腺位于颈前部甲状软骨下方，气管两旁，由左、右两叶和中间的峡组成，它是人体最大的内分泌腺，能够合成甲状腺激素，主要的生理作用是促进人体新陈代谢和生长发育，甲状腺滤泡旁细胞还分泌降钙素，起到调节人体代谢的重要作用，其受损后可影响甲状腺激素的分泌。现在甲状腺疾病有激增现象，如甲状腺功能减退、甲状腺功能亢进、桥本甲状腺炎、甲状腺结节等，特别是甲状腺结节，患者越来越多。

甲状腺疾病属于中医"瘿瘤"范畴。《诸病源候论》中提到"诸山水黑土中出泉流者，不可久居，常食令人作瘿病，动气增患"，饮食及情志失宜，可使气滞、痰凝、血瘀，最终导致瘿瘤疾病。

甲状腺疾病的现代医学诊疗技术颇为丰富，针灸治疗该病多是行气活血，健脾化痰，效果参差不齐。那么针灸临床上在取穴和治疗时是否应该参考甲状腺的生理特点呢？陈枫教授在治疗甲状腺疾病的长期临床中，结合甲状腺的生理特点和定位，从神经内分泌与免疫机制入手，找到内在逻辑关系，筛选了三个穴位作为组穴治疗甲状腺相关疾病和调节甲状腺功能的基础穴位，取得较好疗效。

1. 穴位组成

人迎（双侧）、水突（双侧）、气舍（双侧）。

2. 穴位定位

参照中华人民共和国国家标准《经穴名称与定位》（GB/T 12346—2021）定位如下。

（1）人迎：在颈前部，横平甲状软骨之缘（约相当于喉结处），胸锁乳突肌前缘，颈总动脉搏动处。

（2）水突：在颈前部，横平环状软骨，胸锁乳突肌前缘。

（3）气舍：在颈前部，锁骨上小窝，锁骨胸骨端上缘，胸锁乳突肌胸骨头与锁骨头中间的凹陷中。

3. 组穴功效

理气活血，软坚散结。

4. 组穴原理

人迎又称"天五会"，与足少阳胆经之"地五会"（足第4、5趾间）相对应。此穴既可以迎受天气，又可以迎受地气，天地合气，聚而为人，故曰"人迎"。水突穴名意指胃经向下的地部经水受心火上炎之热而大量气化，翻滚上突，这就像看地热景观时水面上热气蒸腾，水泡凸起，形象点说就是"水突"。甲状腺对产热的影响和水突具有的蒸腾胃气而产生热量的功效似乎高度吻合。水突穴，临近甲状腺，针灸取穴属近端取穴。气，指穴内物质为天部之气。舍，来源之意。气舍内之物质为水突穴传来的地部经水，气舍位处颈之下部，更近心室火炎之区，故其水液气化更多，所生之气亦更大，为胃经之气的重要来源。

5. 操作要点

六穴均刺入 0.3 ~ 0.5 寸深，留针 30 分钟。一般 6 次后便可获得一些疗效，主要观察指标就是甲状腺功能的改善。

本组穴位适合甲状腺功能亢进、甲状腺功能减退、桥本甲状腺炎以及甲状腺结节等甲状腺疾病。同一组穴位既治甲状腺功能亢进，又治甲状腺功能减退，是什么原理呢？这是穴位双向调节性的体现，太过与不及都会通过不同的手法进行调节，达到一种稳态，使阴阳气血平和，因此在《灵枢·经脉》里每一条经络循行和主治描述后，都会有这样的金句："盛则泻之，虚则补之，热则疾之，寒则留之，陷下则灸之"，可见异病同治在针灸中表现最多。

七、调经组穴

经前期综合征（premenstrual syndrome，PMS）是一种发生于育龄期女性的临床综合征，以周期性反复出现为临床特点，具体表现为在经前期出现躯体症状、精神症状和行为改变，月经来潮后，症状自然消失。实际调查的结果是：有

95%的育龄期妇女都出现过经前期综合征的症状，有85%的患者在月经来潮后症状均缓解或者消失，其中症状严重到被称为经前期综合征者占5%。经前期综合征以前也称为"经前紧张症""经前期紧张综合征"。

对于经前期综合征，西医治疗无非就是激素药物治疗和精神治疗。针灸有着独特的优势和效果，无毒副作用和依赖性，似乎是最容易接受的。

经前期综合征属中医"郁病""脏躁"范畴。《金匮要略·妇人杂病脉证并治》记载了因情志不畅、肝气郁结引起的郁病，并观察到这种病证多发于女性，对因气血亏虚、心神不宁导致的妇人脏躁施以甘麦大枣汤，对治疗郁病有较重要的启发意义。元代朱震亨在《丹溪心法·六郁》提出了气、血、火、食、湿、痰六郁之说，创立了六郁汤、越鞠丸等相应的治疗方剂，以期达到"气血冲和"之效。明代《医学正传》首先采用"郁证"这一病证名称，使得郁病研究更加明确。自明代开始，诸医家逐渐把情志之郁作为郁病的主要内容，如《古今医统大全·郁证门》说："郁为七情不舒，遂成郁结，既郁之久，变病多端。"明代张景岳在《景岳全书·郁证》中将情志之郁称为因郁而病，着重论述了怒郁、思郁、忧郁三种郁证的证治。《临证指南医案·郁》所载的病例，均属情志之郁，用药清新灵活，对后世有颇多启发，并且充分注意到精神治疗对郁病具有重要的意义，认为"郁证全在病者能移情易性"。清代王清任重视瘀血理论，在《医林改错·血府逐瘀汤所治症目》中提出"有病急躁"等郁病表现也可由血瘀导致，并创立血府逐瘀汤。

陈枫教授在经前期综合征的针灸治疗取穴上，从经络理论考虑得更多一些，所取经络穴位参考的是经络的"是动病"，有些则是其"所生病"。主要选择经络为任脉、肝经、胆经，辅以胃经。

1. 穴位组成

中极、血海（双侧）、阳陵泉（双侧）、蠡沟（双侧）、中封（双侧）、神门（双侧）、百会。

2. 穴位定位

参照中华人民共和国国家标准《经穴名称与定位》（GB/T 12346—2021）定位如下。

（1）中极：在下腹部，脐中下4寸，前正中线上。

（2）血海：在股前内侧，髌底内侧端上2寸，股内侧肌隆起处。

（3）阳陵泉：在小腿外侧，腓骨头前下方凹陷中。

（4）蠡沟：在小腿前内侧，内踝尖上5寸，胫骨内侧面的中央。

（5）中封：在踝前内侧，足内踝前，胫骨前肌肌腱的内侧缘凹陷中。

（6）神门：在腕前内侧，腕掌侧远端横纹尺侧端，尺侧腕屈肌腱的桡侧缘。

（7）百会：在头部，前发际正中直上5寸。

3. 组穴功效

补肾健脾，疏肝解郁，调血安神。

4. 组穴原理

中极出自《素问·骨空论》，别名玉泉、气原，属任脉，乃足三阴经、任脉之会，又为膀胱之募穴，功能补肾气、利膀胱、清湿热。血海出自《针灸甲乙经》，别名百虫窠，属足太阴脾经，功能化血为气，运化脾血。阳陵泉又名筋会、阳陵、阳之陵泉，是足少阳之脉所入为合的合土穴，为八会穴之筋会，功能舒经通络，和解少阳，疏肝解郁。蠡沟是足厥阴肝经的络穴，功能疏肝理气，调经止带。中封是足厥阴肝经经穴，别名悬泉穴，功能息风化气。神门是手少阴心经的原穴，功能调心血，宁心神。百会出自《针灸甲乙经》，别名"三阳五会"，属督脉，功能开窍醒脑、回阳固脱。

5. 操作要点

中极、血海用呼吸补法；神门、蠡沟平补平泻；阳陵泉、百会、中封用捻转补法。

经前期综合征多在月经前一周施针，一般3次后症状会减轻。坚持3个月的治疗周期，不但月经的质、色、量以及时间规律性有改善，躯体症状、精神症状及行为表现，甚至患者脸色等也会有极大改善，甚至是症状消失。

八、肝胃组穴

"痿"的甲骨文由𤵸（形象是一张竖放的床铺，表示疾病）和𣏗（形象是一个人手里拿着枯萎的禾苗，表示枯萎无力）组成，表示人因为疾病而肌肉萎缩，瘫痪在床。中医的"痿证"是指肢体经脉弛缓，软弱无力，不能随意运动或伴有肌肉萎缩的一种病证[34]。《素问·痿论》中最早论及痿证，其中定义的痿证是广义的，可以包括人体内在脏腑及外在五体、五窍、五华的形态萎缩、功能痿废。本文的痿证主要指狭义的痿证，即肢体或局部肌肉的痿废不用。临床上脊髓或脑部病变导致肌肉无力，运动神经元病变，乃至一侧面肌瘫痪无力的面神经炎皆属痿证[35]。经检索发现，针灸治疗痿证多从"治痿独取阳明"中着手，或只取足阳明胃经穴位；或取多经多穴，如选阳明经、少阳经、太阳经以及手、足三阴经的腧穴；也有医家是主取足阳明胃经穴位，配合辨证取穴，其中虽不乏有选取肝经穴位者，但也是出于痿证迁延不愈，损及肝肾而选取肝肾经穴位的考虑[36]。陈枫教授认为，"治痿独取阳明"语出《素问·痿论》，此篇最后中有"各补其荥而通其俞，调其虚实，和其顺逆，筋、脉、骨、肉各以其时受月，则病已矣"，说明非仅取胃经腧穴，而是可针对性选取他经穴位。陈枫教授从肝本身的特性"肝为罢极之本"考虑，且与"治痿独取阳明"有机融合，首创"肝胃组穴"，联合足阳明胃经经筋排刺法治疗痿证。

陈枫教授在临床治疗痿证诸如脊髓炎、吉兰-巴雷综合征等多用此法，结合患者病情变化辨证选取少许配穴，收效甚佳，现将其临床经验分享如下，以飨同道。

1. 穴位组成

主穴：陷谷（双侧）、足三里（双侧）、下巨虚（双侧）、曲泉（双侧）、太冲（双侧）共10个穴位。

配穴：头昏明显加双侧风池、完骨、悬颅、阳白；失眠明显加神门；排尿障碍明显加太渊、中封；下肢麻木明显加双侧三阴交、阳陵泉、至阴；纳差明显加中脘、阴陵泉；上肢麻木明显加内关、极泉、青灵。

2. 穴位定位

参照中华人民共和国国家标准《经穴名称与定位》（GB/T 12346—2021）定位如下。

（1）陷谷：在足背，第2、3跖骨间，第2跖趾关节近端凹陷中。

（2）足三里：在小腿外侧，犊鼻下3寸，犊鼻与解溪连线上。

（3）下巨虚：在小腿外侧，犊鼻下9寸，犊鼻与解溪连线上。

（4）曲泉：在膝内侧，腘横纹内侧端，半腱肌肌腱内缘凹陷中。

（5）太冲：在足背，第 1、2 跖骨间，跖骨底结合部前方凹陷中，或触及动脉搏动。

3. 组穴功效

养肝益胃。

4. 组穴原理

（1）足阳明胃经：《黄帝内经》中多篇文章都有治痿独取阳明之说，如《素问·痿论》记载"论言治痿者独取阳明"，《灵枢·根结》云"故痿疾者，取之阳明，视有余不足，无所止息者，真气稽留，邪气居也"。阳明为多气多血之经，可针刺双侧足三里、上巨虚、下巨虚。且上述三穴分别为胃、大肠、小肠之下合穴，可以调理中焦消化系统，改善患者纳差症状，使生化得源，如鱼得水，四肢得养。陷谷是五输穴中的输穴，"俞（输）主体重节痛"，故可治痿。阳明主肉，痿证患者肌肉瘦削无力，补法针刺阳明经可以使肌肉强健有力。阳明主润宗筋，宗筋主束骨而利机关，骨束则人能立，机关利则人能动，痿证难立难动，故针刺足阳明经穴位对症治疗。

（2）足厥阴肝经：曲泉、太冲为肝经穴位，肝为罢极之本，针刺此二穴可激发肝罢极之能，使人所能承担的耐力阈值逐渐升高。曲泉为肝经合穴，《针灸大成》中记载曲泉可治四肢不举，肝属木，水能生木，根据"虚则补其母"的原则，肝之虚证，可用曲泉补之，既养四肢，又定肝魂而助眠；另外，肝主筋，膝为筋之府，曲泉位于膝关节部位，《素问·脉要精微论》有载："膝者筋之府，屈伸不能，行则偻附，筋将惫矣"，故下肢不能站立屈伸之痿证可刺曲泉。太冲为肝经输穴、原穴，而痿证表现为肢体不能支撑自身重力，患者最明显感受就是"体重"，故选取作为罢极之本的肝之输穴；原穴是脏腑的原气经过和留止的部位，"五脏六腑之有病者皆取其原也"（《难经·六十六难》），"五脏有疾也，应出十二原"（《灵枢·九针十二原》），而痿证患者肝不能行罢极之能，就选取肝经原穴太冲来鼓动肝之原气治疗。《流注指要赋》曰："且如行步难移，太冲最奇。"《针灸大成·马丹阳天星十二穴治杂病歌》也记载了太冲能医"两足不能行"，故可知太冲有让人弃杖重行之效。

5. 操作要点

用足阳明胃经经筋排刺法。排刺是确定某一治疗部位后，选定两个穴位作为端点，将两点之间的距离等分，针刺端点及其等分点，使之整齐排列成行的刺法。排刺根据深浅及部位不同，可分为皮部、经筋、经脉排刺。痿证为宗筋不能束骨、利机关，宗筋主要指十二经筋，是十二正经连属于筋骨的部分，多结、聚、散、络于骨骼和关节附近，所谓"诸筋者皆属于节"（《素问·五脏生成论》），故常用经筋排刺。经筋在皮部之下，故经筋排刺时，应使针尖达肌肉、肌腱的深度[37]。陈枫教授的足阳明胃经经筋排刺法，以足三里、下巨虚为两个端点，中间可取 1 个等分点，即上巨虚；痿证重者中间可取 2 个等分点，不再拘泥于具体穴位。

足三里至下巨虚行足阳明胃经经筋排刺法，直刺 1.2 寸，曲泉直刺 1.2 寸，均以 120 次/分的频率行捻转补法 30 秒。太冲、陷谷直刺 0.3 寸，不使用手法。以上穴位操作后均留针 30 分钟。

九、疲劳组穴

癌因性疲乏（cancer-related fatigue，CRF）为恶性肿瘤患者的常见症状，美国国立综合癌症网络（NCCN）癌因性疲乏指南小组将癌因性疲乏定义为"与癌症或癌症治疗相关的令人痛苦的、持续的、主观的身体、情绪和（或）认知上的疲劳或疲惫感，且与最近的活动不相称，并影响到通常的功能"[38]。研究表明，30%~60%的癌症患者在治疗期间出现中度至重度疲乏[39]，甚至导致治疗终止。"阴平阳秘，精神乃治；阴阳离决，经气乃绝。"阴阳失衡则百病始生。中医治病重在调节阴阳，而善用针者，从阴引阳，从阳引阴，针刺治疗在调节人体气血阴阳方面常有较好疗效，基于整体观念与辨证论治理念，中医对于癌因性疲乏的调节往往可以获得较好的疗效。

在中医理论中，没有与癌因性疲乏对应的中医病名以及专门的论述，其相关症状多散见于"虚劳""血虚""郁证""不寐"等病的论述中，如《素问·玉机真藏论》中提到"五虚死";汉代张仲景在《金匮要略·血痹虚劳病脉证并治》中首提虚劳病名,并分别描述阴虚、阳虚、阴阳两虚三类虚劳的具体表现和论治;隋代巢元方在《诸病源候论·虚劳病诸候》中提到五劳、六极、七伤为虚劳的病因并且分而述之[40]。从症状表现看,癌因性疲乏属虚劳范畴[41]。癌因性疲乏的病机为脏腑气血阴阳亏虚,病因有先天不足、后天失养、外邪、情志、肿瘤及放化疗等,证型主要为虚证,尤以气虚、血虚为多[42]。笔者总结陈枫教授临床治疗疲劳相关经验,将其治疗疲劳经验穴命名为"疲劳组穴"。

1. 穴位组成

(1)主穴:关元、足三里(双侧)、三阴交(双侧)、中封(双侧)、太溪(双侧)、神门(双侧)、内关(双侧)、完骨(双侧)。

(2)配穴:在运用疲劳组穴治疗癌因性疲乏时,也常需根据每位患者不同的症状选择增补其他腧穴,共同治疗,以期获得更好的疗效。如伴有胁肋胀满、口苦太息等肝郁气滞之象的患者,常选取太冲、丘墟、期门与疲劳组穴联用;对于脑髓空虚而健忘失眠者,常加四神聪、百会共奏安神定志之效;咳唾涎沫,身体困重,舌淡胖有齿痕者,多数为痰湿瘀聚,加太白、丰隆、内庭以化痰祛湿,醒神开窍。

2. 穴位定位

参照中华人民共和国国家标准《经穴名称与定位》(GB/T

12346—2021）定位如下。

（1）关元：在下腹部，脐中下 3 寸，前正中线上。

（2）足三里：在小腿外侧，犊鼻下 3 寸，犊鼻与解溪连线上。

（3）三阴交：在小腿内侧，内踝尖上 3 寸，胫骨内侧缘后际。

（4）中封：在踝前内侧，足内踝前，胫骨前肌肌腱的内侧缘凹陷中。

（5）太溪：在踝后内侧，内踝尖与跟腱之间的凹陷中。

（6）神门：在腕前内侧，腕掌侧远端横纹尺侧端，尺侧腕屈肌腱的桡侧缘。

（7）内关：在前臂前侧，腕掌侧远端横纹上 2 寸，掌长肌腱与桡侧腕屈肌腱之间。

（8）完骨：在颈部，耳后乳突的后下方凹陷中。

3. 组穴功效

补脾益肾、补气和血、安神定志。

4. 组穴原理

关元、足三里、三阴交、太溪及中封为补虚要穴。关元"主诸虚百损"，既可培肾固本，又有补益元气的功效。足三里属足阳明胃经合穴，主健脾和胃，针刺足三里可补中益气，以后天滋养先天，提高患者免疫力。三阴交为肝经、脾经、肾经之交会穴，主调畅气机、调和气血、补脾益肾疏肝。太溪属足少阴肾经原穴，主滋阴益肾。中封穴名本意为中焦封藏，可补肝脾，为保养人体精血之要穴。另外，中封属足厥阴肝经经穴，更有疏肝解郁的作用，可与神门、内关和完骨共奏安神定志之功。神门是治疗失眠常用穴，内关可养心安神，对失眠、焦虑、抑郁等都有良性双向调节作用。完骨在现代研究中是改善椎-基底动脉系统供血的要穴之一，具有醒脑开窍、散风止痛、活血化瘀的功能[43]。

5. 操作要点

嘱患者平卧，穴位常规消毒，毫针直刺关元、足三里、三阴交0.6~0.9寸；毫针平刺中封0.3~0.5寸；毫针直刺太溪、内关0.3~0.6寸；毫针直刺神门0.3寸；毫针斜刺完骨0.5寸，针刺后行捻转手法平补平泻，得气后留针30分钟。每日1次，7次为1个疗程。

十、失眠组穴

卒中后失眠的患病率达76%~82%[44]，严重影响患者生活质量，给家庭和社会造成了沉重的经济负担[45]。卒中后失眠病因复杂，与卒中后脑损伤部位、神经递质变化、情绪状态、精神药物和环境等因素有关。中医对不寐（失眠）的辨治理论众多，有五脏论治、阴阳论治、营卫论治、气血论治等[46]，认为其主要病位在心，与肝胆脾肾密切相关[47]。陈枫教授常说："脑病诸疾，万法万方，当独崇少阳。"因此他常从调理少阳枢机入手，并据证化裁，疗效颇佳，形成鲜明的技术特色。陈枫教授治疗失眠有近 40 年的临床经验，他认为中风后脑络受损，神明之府失养，而脏腑、情志、气血津液输布，都赖于神的统帅，同时，脏腑经络气血的畅通与否亦影响着"神"的功能，故应标本兼治，以"调枢"治本，调整阴阳，恢复脏腑功能[48]，"安神"治标。陈枫教授基于"少阳为枢"理论治疗卒中后失眠，以"颅底七穴"[49]为基础，总结出治疗卒中后失眠的"失眠组穴"，选穴以少阳经为主，随症加减。少阳枢机得调，脏腑经络之气血津液流转有序，情志得舒，阴阳调和，不寐可瘥。

1. 穴位组成

（1）主穴：百会、本神（双侧）、风池（双侧）、完骨（双侧）、翳风（双侧）、液门（双侧）、阳陵泉（双侧）、丘墟（双侧）。

（2）配穴：心脾两虚证配神门、阴陵泉、太白；心肾不交证配神门、太溪；脾胃不和证配足三里、上巨虚、下巨虚、阴陵泉；痰火扰神证配丰隆、行间。

2. 穴位定位

参照中华人民共和国国家标准《经穴名称与定位》（GB/T 12346—2021）定位如下。

（1）百会：在头部，前发际正中直上 5 寸。

（2）本神：在头部，前发际上 0.5 寸，头正中线旁开

3寸。

（3）风池：在项部，枕骨之下，胸锁乳突肌上端和斜方肌上端之间的凹陷中。

（4）完骨：在颈部，耳后乳突的后下方凹陷中。

（5）翳风：在颈部，耳垂后方，乳突下端前方凹陷中。

（6）液门：在手背，第4、5指间，指蹼缘上方赤白肉际凹陷中。

（7）阳陵泉：在小腿外侧，腓骨头前下方凹陷中。

（8）丘墟：在踝前外侧，外踝的前下方，趾长伸肌腱的外侧凹陷中。

3．组穴功效

和解少阳，通调三焦，醒脑安神。

4．组穴原理

（1）头部穴位：百会、本神、风池、完骨、翳风。

百会、本神旨在安神。《古法新解会元针灸学》[50]言：
"百会者，五脏六腑奇经三阳百脉之所汇。"百会穴是手足三阳经、足厥阴经和督脉的交会穴，是"三阳五会"之穴，百脉均汇于此。百脉之会，百病所主，陈枫教授认为此穴能激发诸经之气血汇聚于脑窍，贯达全身，滋养脑之元神以安眠。《高式国针灸穴名解》[51]称本神穴"内应于脑……为治有关神识诸病"，既治胆腑之神，亦调全身之神，使神归中正，脏腑皆平，神宁寐安。

风池、完骨、翳风意在导气。风池为足少阳胆经与阳维脉交会穴。阳维通督入脑，维系诸阳，故刺风池穴可调整诸阳之气。完骨穴为足少阳胆经与足太阳膀胱经交会穴，陈枫教授认为足太阳通督入脑，刺之可祛风、清热、宁神[52]。在临床上，常将之与风池穴相配伍，以增强疏经通络、调整气血、清脑醒神之功效。翳风穴为手足少阳经交会穴，陈枫教授认为此穴可疏调三焦之气，"三焦通则内外左右上下皆通"，故取之可同调手少阳三焦经、足少阳胆经，使枢机得利。《高式国针灸穴名解》称其"能开气郁之闭"，使阳气由内达表，畅通表里。风池、完骨、翳风均为少阳经腧穴，少阳为阴阳表里出入之枢，开阖之关键。足少阳胆经为脏腑气机之枢纽，调其经气，则可调节其余脏腑之经气，正如《素问》[53]所言"凡十一脏取决于胆也"；而调理手少阳三焦经，则能使人体内外左右上下经气皆通。因此，三穴配伍可共奏启运阳气、沟通脏腑表里之功，以使少阳枢机开阖有度，气机升降协调，邪无留处，其病乃愈。此外，以上诸穴皆为头部穴位，陈枫教授提出"治病求本""当抓住核心病机，辨病施针，不拘辨证论治、分证配穴或辅助手法"[54]。陈枫教授亦常用其治疗卒中后抑郁，因为"腧穴所在，主治所及"。陈枫教授认为诸穴顺次相依，呈半环形网状分布于头颅底部，与静息态脑功能网络相应[55]，根据现代医学解剖、病理学研究，针刺上述头部诸穴可促进脑部血液循环[56,57]，改善颅内缺血缺氧状态，亦可调节中枢神经[58]。

（2）四肢穴位：液门、阳陵泉、丘墟。

液门、阳陵泉、丘墟重在调枢。《高式国针灸穴名解》[51]："俾生津液，有刺本穴而液立生者，故名液门……按汗、尿、唾液，均液也，液出及门，刺而促之，以助其发动之力。于理则可，故曰液门。若使枯井生泉，则恐未必。"津液不亏时，针液门穴可促使全身津液流行，畅通三焦。阳陵泉穴为足少阳胆经合穴，可调畅胆腑气机。丘墟穴为足少阳胆经原穴，为脏腑元气经过和留止之处，胆经的经别过心而上循头部。照海穴为足少阴肾经与阴跷脉交会穴，而阴跷脉为"少阴之别……上循胸里入缺盆"，陈枫教授认为丘墟透刺照海穴可以沟通联络多条经脉，同时调整阴阳两经的功能状态，从阴引阳，从阳引阴，使阴阳互济，阴平阳秘，气血得调，达到疏通经脉、促气血运行的作用。此外，陈枫教授临床上亦常用此组穴位治疗心悸、胸痛、头晕、失眠、抑郁等心脏神经症，疗效显著，往往针至心安，有安神助眠之功[59,60]。陈枫教授根据多年临床经验及实验研究结果，提出此组穴位的作用是通过改变大脑功能活动状态与脑区功能连接而实现的。

上述皆为少阳经穴，遍及头、手、足，诸穴相配通调少阳之枢，安定心、胆及周身之神，使气机通畅，阴阳协调，心神得定，夜寐自安。

5. 操作要点

百会平刺1寸。本神向百会方向平刺0.5寸。风池垂直进针，向对侧目睛方向刺入 1 寸；完骨垂直进针，向鼻尖方向刺入 1 寸；翳风直刺 1 寸。上述 3 个环颅底穴位刺入后均行捻转手法，平补平泻，以 120 次/分的频率持续捻转，时间为 1 分钟，捻转后留针。液门直刺 0.3 寸。阳陵泉直刺 1.5 寸。丘墟透刺 2.5 寸，以针尖不透出皮肤为度。根据陈枫教授临床经验，上述诸穴操作至得气后留针 30 分钟[61]，隔日针刺 1 次，每周 3 次。

十一、头痛组穴

紧张性头痛（tension type headache，TTH）是国际头痛协会在 1988 年提出的诊断名称，它在临床上又被称为功能性头痛、肌肉收缩性头痛、神经性头痛等。该病是原发性头痛中最常见的一种类型，也是针灸科及脑病科临床常见疾病之一。临床以双侧头部出现疼痛为主证，疼痛呈压迫性、紧箍样特点，程度一般为轻中度，不因活动因素而加重，额颞部多见。一般不伴有恶心呕吐、畏光或怕声等症状[62]。

紧张性头痛在中医学中属"头痛""头风"范畴，头痛这一疾病历史悠久，从古至今，无数医家经过理论与实践，不断探究头痛的病因病机及诊治方法，在积累经验的同时又探索创新，使得关于头痛的宝贵经验代代积累，对于头痛的认识也逐步完善。

早在《黄帝内经》中就多次提及针刺治疗头痛的方法。

其根据发病原因及疼痛部位的不同，提出了局部取穴与分经取穴两种方法。局部取穴即在头部取穴治疗头痛，《黄帝内经》云："汗出头痛……治在风府。[63]"对于风邪引起的头痛，选取头部穴位风府穴以祛风止痛。《素问·刺疟》言："先头痛及重者，先刺头上及两额眉间出血。"亦提及了针刺治疗头痛的局部取穴位置。分经取穴是指根据头痛的临床表现辨别其归属哪条经脉，再选取对应经脉的穴位进行针刺治疗。如《灵枢·寒热病》："阳迎头痛，胸满不得息，取之人迎。"

针刺可以协调阴阳，《灵枢·根结》曰："用针之要，在于知调阴与阳。"阴阳平衡协调，人体生命活动才能维持正常，若阴阳失调，则神机逆乱，脑窍失养，发为头痛，针刺可调节阴阳平衡来缓解疼痛，达到"阴平阳秘，精神乃治"之效。针刺还可调节气血，气血失调是致病的重要因素，也是导致头痛的主要原因，如《黄帝内经》所云："血气不和，百病乃变化而生。"而腧穴是气血汇聚之处，针刺腧穴可以导引经脉气血，通调全身，疏通阻塞之经络，引精微物质上达头部，解不荣不通之痛。同时，针刺还可宁心安神，通过调理心神来达到止痛之效[64]。紧张性头痛患者因头痛反复发作多伴有焦虑抑郁情况，而焦虑抑郁之情绪又加重头痛症状，形成恶性循环。针刺可以通过"治神"来解郁宁心，缓解头痛症状。

头痛组穴由颅底七穴化裁而来，由风池、完骨、天柱、悬颅、曲差以及百会组成，临床实践发现头痛组穴对于紧张性头痛有一定疗效，符合世界卫生组织西太平洋地区的《针灸临床研究规范》，理法方穴术齐备。

1. 穴位组成

风池（双侧）、完骨（双侧）、天柱（双侧）、悬颅（双侧）、曲差（双侧）、百会。

2. 穴位定位

参照中华人民共和国国家标准《经穴名称与定位》（GB/T 12346—2021），定位如下。

（1）风池：在项部，枕骨之下，胸锁乳突肌上端与斜方肌上端凹陷中。

（2）完骨：在颈部，耳后乳突的后下方凹陷中。

（3）天柱：在颈后部，横平第2颈椎棘突上缘，斜方肌外缘凹陷中。

（4）悬颅：在头部，从头维至曲鬓的弧形连线的中点处。

（5）曲差：在头部，前发际正中直上0.5寸，旁开1.5寸。

（6）百会：在头部，前发际正中直上5寸。

3. 组穴功效

提神醒脑，行气活血。

4. 组穴原理

风池首见于《灵枢·热病》[65]，别名热府，《高式国针灸穴名解》谓："本穴为风邪入脑之冲，池喻为经气通过表浅之处，为风之所汇，穴在脑后，与风府相平，故曰风池。"风池是治风要穴，可以疏风清热，通利官窍[66]。风池属足少阳胆经，是胆经、阳维脉两条经的交会穴。主要治疗头面五官、肝胆相关疾病，以及颈项强痛、发热等。《针灸大成·胜玉歌》记载："头风头痛灸风池。"风池可以参与调节脑区功能活动，激活疼痛情感的脑区活动[67]，降低 C 反应蛋白及降钙素基因相关肽等[68]，以此来治疗头痛。天柱首见于《灵枢·本输》，《针灸穴名释义》解释天柱："人体以头为天，颈项犹擎天之柱，穴在项部方肌起始部，天柱骨之两旁，故名天柱。"天柱属足太阳膀胱经，可以舒筋活络、调和气血、解痉止痛。主要治疗痛证及五官、神志疾病等。《针灸大成》[69]亦云："天柱主头风，鼻不知香臭。"可见天柱可以治疗头痛，能疏通脑部气血，达到醒脑开窍、活血止痛之效。针刺天柱可以松解痉挛粘连的肌肉组织，减轻卡压及炎性症状，从而缓解头痛[70]。完骨首见于《素问·气穴论》："目瞳子浮白二穴……完骨二穴。"完骨属足少阳胆经，是胆经和膀胱经的交会穴，具有祛风、清热、宁神之效[71]，主要治疗头痛、眩晕、项痛、寒热等证。明代王惟一《铜人腧穴针灸图经》[72]记载完骨主治"头痛烦心，癫疾，头面虚肿"。针刺完骨可以降低血液黏稠度，增加血流速度，扩张血管[73]，缓解斜方肌痉挛，松解粘连，从而减轻头痛。百会首见于《针灸甲乙经》[74]："百会，又名三阳五会，在前顶后一寸五分，顶中央，旋毛中，陷可容指。"百会位于巅顶，居于人体最高部位，属于督脉，是督脉与手少阳经、足少阳经、足太阳经、足厥阴肝经交会之穴，具有醒脑开窍、安神益智、升阳举陷的作用[75]，主治头部疾病、颈项僵痛、神志类疾病及脱肛等。《针灸大成·胜玉歌》："头痛眩晕百会好。"针刺百会穴可调节一身经气，气血通则痛止，故百会单用或辨证配穴可治疗各种头痛病证[76]。头痛患者的脑组织血流量及含氧量较正常低，针刺百会可调节其异常水平，起通络止痛之效[77]。曲差首见于《针灸甲乙经》："头痛身热，鼻窒。喘息不利……曲差主之。"曲差穴又称为鼻冲穴，属足太阳膀胱经，具有止痛醒脑、通窍明目的功效，主要治疗头痛、眩晕、五官病证、喘息不利等。《针灸大成》云曲差："主目不明，鼽衄……头顶痛，项肿，身体烦热。"曲差位于头部前额，研究发现[78]，针刺曲差可缓解头部血管痉挛，改善微循环，调整大脑病理状态，达到解痉止痛之效。悬颅首见于《灵枢·寒热病》，别名为髓孔穴，因其会吸收胆经的寒湿水气，穴内气血如同水湿云层，故名。悬颅属足少阳胆经，是手少阳、足少阳、足阳明三经的交会穴，具有疏风清热、通络消肿的功效，主治头面五官疾患、热病等。《针灸甲乙经》："热病头痛，身重，悬颅主之。"《类经图翼》[79]亦云："主治头痛齿痛，偏头痛引目，热病汗不出。"悬颅为胆经的重要穴位，位于头部侧面，针刺可促进胆经经气运行，疏肝利胆，通经止痛。

头痛组穴涵盖了督脉、足太阳经以及足少阳经的相关穴位。这三条经脉共同经过头部，根据中医"经脉所过，主治所及"的原理，针灸这些经脉上的穴位可协同发挥提神醒脑的效果，有效调节头部气血运行以缓解头痛。百会属督脉穴，为诸阳之会，可醒脑开窍，调节一身之阳；天柱属膀胱经，膀胱经为巨阳，是阳中之阳，取之可直达病所，调节头部经脉血气，濡养脑府官窍，其穴又位于风池旁边，刺激此穴不仅可以振奋体内阳气，还能增强风池之功效；风池为足少阳胆经和阳维脉交会的穴位，取之可平肝息风，疏通经络，调和气血；完骨亦是足少阳胆经穴位，是胆经与膀胱经的交会穴，能疏肝利胆，调畅气机；悬颅是手少阳三焦经、足少阳胆经、足阳明胃经的交会穴，取之可平肝潜阳，调畅气机；曲差属足太阳膀胱经，配合悬颅，共奏疏风止痛之效。研究发现针刺这些穴位可加速脑部血液循环，改善大脑缺血缺氧状况[80-82]，而脑部血流的改善可以调节神经递质，如乙酰胆碱[83]；脑血流的改善也可以改善炎性反应对脑的的损害，降低炎症因子含量[84]。因此，该组穴对紧张性头痛有较好的疗效。

5. 操作要点

完骨进针 1 寸，针尖向鼻尖；风池进针 1.2 寸，针尖向对侧目睛；天柱垂直进针 1 寸；悬颅向后平刺 0.5 寸；曲差向后平刺 0.3 寸；百会向后平刺 0.5 寸。均采用捻转手法，平补平泻，以 120 次/分的频率捻转 2 分钟。以上穴位操作后均留针30 分钟。

十二、消渴组穴

消渴组穴是陈枫教授在针灸临床工作实践中总结出的一组针刺处方，对 2 型糖尿病具有较好疗效。

消渴的主要病因病机是阴津亏损，燥热偏胜，以阴虚为本，燥热为标。陈枫教授认为现代人消渴之"阴虚燥热"背后的根本病机是"五脏元气亏虚、阴阳失调"。对"阴虚"和"燥热"的具体解释为："阴虚"指五脏元气（阴气）敛藏功能不足，而致命门之火不旺，从而六腑运化水谷津液失常，导致阴津不足或输布失常；"燥热"指因阴气敛藏不足，而致五脏元阳之气浮越于外的表现。上焦心、肺元阳之气浮越于外则表现为上消诸症，中焦脾胃元阳之气浮越于外则表现为中消诸症，下焦肝肾元阳之气浮越于外则表现为下消诸症。三消之证可单独出现也可相互并见、相互影响。正如《灵枢·五变》云："人之善病消瘅者，何以候之？少俞答曰，五脏皆柔弱者，善病消瘅。"《素问·奇病论》曰："此肥美之所发也，此人必数食美甘而多肥也，肥者令人内热，甘者令人中满，故其气上溢，转为消渴。"《医学衷中参西录》："消渴之证多由元气不升。"

陈枫教授认为五脏的病变与消渴的发病有关，疾病在发生发展过程中有夹湿、夹瘀、夹痰、气滞等情况，故而出现多种临床表现，且久治不愈。湿浊、瘀血、痰阻、气滞可在病变发展过程中相继出现或并存，且相互作用、互为标本，最终致使元气亏虚、阴阳失调，导致消渴。

治疗原则方面陈枫教授提出要以"益气养阴、泄热存阴"为基础，得以扶助五脏元气，调整阴阳平衡，调节脾脏功能，此为治疗消渴的正法。针刺取穴以任督二脉及阳明经传统补益元气的穴位为主，重视"脾主四时"之际调脾以求标本兼治。五脏元气充盈、先后天之本强固为消渴病治疗的根本目的。

1. 穴位组成

素髎（双侧）、中脘、关元、气海、曲池（双侧）、合谷（双侧）、上巨虚（双侧）、下巨虚（双侧）、足三里（双侧）、内庭（双侧）、三阴交（双侧）、太溪（双侧）。

2. 穴位定位

参照中华人民共和国国家标准《经穴名称与定位》（GB/T 12346—2021），定位如下。

（1）素髎：在面部，鼻尖的正中央。

（2）中脘：在上腹部，脐中上4寸，前正中线上。

（3）关元：在下腹部，脐中下3寸，前正中线上。

（4）气海：在下腹部，脐中下1.5寸，前正中线上。

（5）曲池：在肘外侧，尺泽与肱骨外上髁连线的中点处。

（6）合谷：在手背，第1掌骨和第2掌骨之间，约平第2

掌骨桡侧的中点。

（7）上巨虚：在小腿外侧，犊鼻下 6 寸，犊鼻与解溪连线上。

（8）下巨虚：在小腿外侧，犊鼻下 9 寸，犊鼻与解溪连线上。

（9）足三里：在小腿外侧，犊鼻下 3 寸，犊鼻与解溪连线上。

（10）内庭：在足背，第 2、3 趾间，趾蹼缘后方赤白肉际处。

（11）三阴交：在小腿内侧，内踝尖上 3 寸，胫骨内侧缘后际。

（12）太溪：在踝后内侧，内踝尖与跟腱之间的凹陷中。

3. 组穴功效

益气养阴，健脾补肾，泄热存阴。

4. 组穴原理

素髎为督脉经穴，位于鼻尖，又叫作鼻准、面王等，而脾胃在五行中属土，位主中央，而鼻在面的中央，故鼻为脾胃的外候，鼻准属于脾，针刺素髎可以调节脾脏功能，临床实践证明该穴位有明显降低血糖之功效，故为传统降糖要穴。内庭是足阳明胃经的荥穴，内庭五行属水。"荥主身热"，炎夏多热病，故"夏刺荥"，可见荥穴为治疗热证之要穴。消渴病多有胃热炽盛故而多饮多食，故以内庭穴清胃热。并取合谷、曲池配合内庭清热泻火以去除"燥热"。另外 8 个穴为传统补穴，以任脉和阳明经穴为主。其中太溪穴为肾经原穴，具滋肾阴、补肾气、壮肾阳之功；关元为任脉与肝、脾、肾经的交会穴，维系命门真阳，乃补益全身元气之要穴；气海处在人体之中央，是五脏真气生发之源；中焦脾胃为气血生化之源，足三里、上巨虚、下巨虚是多气多血之胃经的腧穴，配合任脉之中脘补益胃气，以助气血生化之源；脾为后天之本，三阴交为肝、脾、肾三经交会穴，可健脾调肝补肾，益血养阴，改善"阴虚"，令四时脾旺则人不受邪。组穴中太溪、三阴交、足三里 3 穴既可益气养阴，又可健脾补肾，有化痰祛浊、活血化瘀之功效，为治疗消渴多种并发症常用穴位，简洁实用。

5. 操作要点

上述组穴均采用解剖定位取穴，均予直刺，其中曲池、合谷、上巨虚、下巨虚、足三里、内庭、三阴交、太溪进针 1.2 寸，并以 120 次/分的频率捻转 1 分钟。中脘、关元、气海进针 1.5 寸，用提插补泻之补法，施术 1 分钟。素髎直刺 0.3 寸，不使用手法。以上穴位操作后均留针 30 分钟，隔日针刺 1 次。针刺治疗期间据血糖水平逐渐减停各类降糖药物，完全停用降糖药物后改为每星期针刺 2 次，治疗 4 个星期。后于"脾主四时"之际，即分别在立春、立夏、立秋、立冬前 18 天针刺治疗 6 次。同时配合适量运动，控制饮食，调畅情志。

十三、平悸组穴

心脏神经症（cardiac neurosis，CN）又称为心血管神经症、神经血循环衰弱症、神经性循环系统功能障碍、功能性心脏不适或奋力综合征等，是一种难以检查出具体的临床指标，但又伴有具体的临床症状的特殊神经症。其主要表现为心血管系统功能失常，同时还可以兼有其他神经症的表现。临床症状多种多样，其主要表现有心悸、胸闷、气短、乏力和神经过敏等，同时还可伴有失眠、耳鸣、眩晕、焦虑等临床症状，可由劳累过度或情绪波动而引起，好发于中青年女性，尤其是更年期妇女[85,86]，也可见于一些性格内向、工作紧张的中青年人群[87]。由于其多表现为由神经功能失调而导致的心血管功能异常，而无器质性心脏病病变，患者具有临床症状时，去医院检查往往发现诸多指标并没有太大异常，因此心脏神经症极容易漏诊，大多数患者无法得到理想的治疗。随着现代社会发展速度的加快，生活压力的日益增大，作息饮食的不规律，心脏神经症的发病率日益升高，成为心血管病中的常见病、多发病[88]，轻症虽然无明显不适，重症却会产生血流动力学影响，引起临床症状，从而严重影响患者的正常生活，危害患者的生命健康[89]。

现代医学对心脏神经症的治疗方法主要为药物治疗配合心理治疗[90]，常予患者 β 受体阻滞剂对症治疗，缓解心悸症状[86]，维生素 B_1、谷维素营养神经[91]，必要时配合氟哌噻吨美利曲辛片（黛力新）、盐酸氟西汀（百忧解）等[92-94]抗焦虑抑郁药物进行治疗。其药物治疗具有较多不良反应，如成瘾、胃肠功能紊乱、肝肾功能受损等，且由于心脏神经症病因多样、机制复杂、症状繁多，此种治疗方式的疗效稳定性较差，患者病情易反复，给患者的身心健康、家庭经济和生活质量带来严重影响[95]。

中医对心脏神经症的认识古已有之，随着历史的发展，历代医家对本病症状、病因、病机的认识均在一步步深入、扩充、拓展，逐渐形成体系，为祖国医学治疗心脏神经症奠定了扎实而丰厚的理论和实践基础。中医多认为心脏神经症与心、肝、脾、肾有关[96-99]。其治疗方式丰富多样，中药治疗可用单味药及其制剂、经方、时方、医家自拟方、中成药[100-111]，针灸治疗可用体针、电针、耳针及耳穴压丸、皮内针、艾灸[112-115]，还有穴位埋线、穴位注射、穴位贴敷、整脊疗法、蒙医药、藏医药等多种治疗方法[116-123]。

针刺作为中医特色的非药物疗法，四诊和参，辨证论治，操作简便，起效明显，疗效稳定，副作用少，安全性高，在治疗功能性疾病如心脏神经症时具有极大优势和较高的临床价值[124]。目前临床上对阴虚火旺型心脏神经症的针灸治疗取穴各有不同，且手法繁复，夹杂了诸多其他的治疗方法，效果不一。如果能寻找到一组取穴精简、操作方便、疗效稳定且良好的穴组，将会为更多的阴虚火旺型心脏神经症患者带来益处。

陈枫教授从事针灸临床工作近 40 年，擅长治疗多种神经系统的相关疾病，基于多年临床经验，提炼出"平悸组穴"，对阴虚火旺型心脏神经症具有较好疗效，极大缓解了患者的身心痛苦，为患者减轻经济负担，提高生活质量。

1. 穴位组成

神门（双侧），内关（双侧），太溪（双侧），太冲（双侧），三阴交（双侧）。

2. 穴位定位

参照中华人民共和国国家标准《经穴名称与定位》（GB/T 12346—2021）[125]，定位如下。

（1）神门：在腕前内侧，腕掌侧远端横纹尺侧端，尺侧腕屈肌腱的桡侧缘。

（2）内关：在前臂前侧，腕掌侧远端横纹上 2 寸，掌长肌腱与桡侧腕屈肌腱之间。

（3）太溪：在踝后内侧，内踝尖与跟腱之间的凹陷中。

（4）太冲：在足背，第 1、2 跖骨之间，跖骨底结合部前方凹陷中，可触及动脉搏动。

（5）三阴交：在小腿内侧，内踝尖上 3 寸，胫骨内侧缘后际。

3. 组穴功效

滋肾养阴，清肝泻火，宁心安神。

4. 组穴原理

神门出自《素问·气交变大论》[126]："岁水太过……民病身热烦心躁悸……神门绝者死不治。"属手少阴心经，为心经原穴。《灵枢·九针十二原》[127]云："五脏有疾，当取之十二原。"原穴为原气流经之处，原气是人生命的根本动力，是"十二经之根本"。《针灸大成》中记载神门主治惊悸、怔忡、痴呆等病[128]。心主神明，神门作为心经原穴，具有良好的调节情志、养血宁心、镇静安神的功效。《备急千金要方》中记载神门可以治疗舌燥咽肿、心烦、骨间热、好怒、耳聋等"肾实热"所导致的病证[129]。

内关出自《灵枢·经脉》，为手厥阴心包经的络穴，别走三焦，同时又是八脉交会穴，与厥阴肝经同属于厥阴，可以通调三焦，具有宁心安神、降逆止呕、理气止痛的功效。《灵枢·邪客》："心者，五脏六腑之大主也，精神之所舍也。其脏坚固，邪弗能容也……故诸邪之在于心者，皆在于心之包络。"心包代心受邪，针刺内关可以治疗心脏、神志方面的疾病。晋代皇甫谧在《针灸甲乙经》中记载："心憺憺而善惊恐，心悲，内关主之。"阐述了邪气在心导致心悸、悲伤、抑郁、惊恐时可取心包经的内关穴。现代研究发现内关穴靠近正中神经和尺神经，周围交感神经纤维较多，针刺内关可使心脏神经症患者的 ST - T 段改变恢复正常，并对血压和心率均具有良好的调节作用[130]。

太溪出自《灵枢·九针十二原》，别名大溪、吕细[131]，为肾经原穴与输穴。《灵枢》记载"肾足少阴之脉……络心"，肾经上络于心，可以治疗热病烦心、心痛、耳鸣耳聋、口干舌燥、气喘、腰膝酸软等病。《针灸大成》中提到在太溪、内关、神门等心肾经穴位上艾灸一百壮，配合巨阙艾灸七壮，可治疗心痛。肾为人体先天之本，元气之所藏，针刺太溪具有补肾强身，交通心肾，调理肾阴、肾阳，滋肾阴，清虚热的功效。有关研究发现[132]针刺太溪可以提高患者的睡眠质量，同时有效降低心肾不交型原发性高血压患者的收缩压。

太冲出自《灵枢·本输》，是足厥阴肝经的原穴与输穴，是疏肝理气的大穴。《医宗金鉴》记载太冲可以治疗心胸胀满等疾病[133]，同时，肝主疏泄，喜条达，主怒，与情志息息相关，针刺太冲可达到疏肝理气、调畅情志、清肝泻火的作用。现代研究表明针刺太冲穴可以良性调控下丘脑肾素－血管紧张素系统，对交感神经具有调节作用[134]。瞿思颖[135]等人查阅热敏、化学敏、痛敏等多种敏化类文献，发现抑郁症患者太冲穴常出现敏化现象。

三阴交出自《针灸甲乙经》，属足太阴脾经，是足太阴脾经、足厥阴肝经、足少阴肾经的交会穴。具有健脾理气、补肾平肝的作用。主治疝气、遗精、月经不调、赤白带下、难产等。《针灸甲乙经》记载惊恐无法入睡，五脏气游而不定，可针刺三阴交。有关研究发现，针刺三阴交可提高卵巢储备能力，降低患者体内的雌激素含量，增加窦卵泡个数，有效改善卵巢储备功能及卵巢血流灌注[136]。

《灵枢·经脉》云："心手少阴之脉……是动则病，嗌干心痛，渴而欲饮。""肾足少阴之脉……是动则病……心如悬，若饥状，气不足则善恐，心惕惕如人将捕之……口热，舌干，咽肿，上气，嗌干及痛，烦心……"阐述了心悸、胸闷、口干渴、心烦易怒此类症状及伴随的恐惧和焦虑的情绪与心、肾密切相关。同时，肝肾同源，内蕴相火，肾水不足则水不涵木，肝阴失养，相火妄动，扰动心神，则发为心悸，并伴有心烦易怒、两颧潮红、五心烦热、潮热盗汗等症状。《难经·六十六难》曰："脐下肾间动气者，人之生命也，十二经之根本也。"肾藏精，蕴藏元气，是人体全身各脏腑、器官、组织的能量储蓄站，肾水滋养周身，肾精不足，无精以上承濡养周身，则口干渴、咽干。肾开窍于耳，以腰为府，肾虚则耳鸣耳聋，腰膝酸软，又因肾主恐，心主神明，因此肾阴不足，水不涵木，肝火上扰心神，则恐惧焦虑。

平悸组穴，即双侧神门、内关、太溪、太冲、三阴交，所选穴位在手少阴心经、手厥阴心包经、足少阴肾经、足厥阴肝经和足太阴脾经，其中神门、太冲、太溪分别为手少阴心经、足厥阴肝经、足少阴肾经原穴，针刺三穴具有滋肾养阴、疏肝理气、清肝泻火、宁心安神的功效。内关为心包经络穴，心包代心受邪，同时手厥阴心包经又与手少阴三焦经互为表里，针刺内关可祛除心包周围的积热及邪气，具有清心泻火、扶正祛邪、通调三焦的作用。三阴交为脾经、肝经、肾经三经交会穴，针刺三阴交可达到疏肝理气、健脾和胃、补肾强身的作用。

5. 操作要点

患者取卧位，各穴行常规消毒。神门直刺 0.3 ~ 0.5 寸，平补平泻；内关直刺 0.5 ~ 1 寸，用捻转泻法；太溪直刺 0.5 ~ 0.8 寸，用捻转补法；太冲直刺 0.5 ~ 0.8 寸，用捻转泻法；三阴交直刺 1 ~ 1.5 寸，用捻转补法。以上穴位得气后均留针 30 分钟。

十四、定眩组穴

眩晕是以目眩与头晕为主要表现的病证，轻者感头晕目眩，重者感如坐舟船、站立不稳[137,138]。是临床的常见病、多发病，发病机制较为复杂，常涉及多学科、多领域[139]。尽管目前现代医学对此的研究取得了很多突破，但仍有大量问题尚未解决，给眩晕疾病的治疗带来很多困惑[140]。现代医学治疗眩晕存在一定的局限性，而中医在治疗眩晕上积累了丰富的临床经验，疗效确切，相对于西医的一些方法来看，中药治疗整体疗效较佳，且毒副作用更小，而针灸更是简、便、验、廉。

陈枫教授基于"少阳之枢"理论，在临床上针刺治疗眩晕时注重选取少阳经之穴位，亦强调针刺治神，提出"调枢导气，醒神定眩"之治法。同时在以此法为主的基础上再根据眩晕之症状进行辨证选穴治疗。陈枫教授在临床上对眩晕首辨虚实，发现青年患者以实证居多，老年患者以虚证居多。虚证多为气血亏虚、肾精亏虚证；实证多为风阳上扰、肝阳上亢、风痰阻络、痰湿中阻、肝胆气郁、瘀血阻窍证。总的治疗原则是在调少阳枢机的基础上，选取相应的穴位，并有风祛风，有火祛火，有痰化痰，有虚补虚，有瘀化瘀，有郁开郁，达到标本兼治之效。

1. 穴位组成

（1）主穴：百会、风池（双侧）、完骨（双侧）、率谷（双侧）、外关（双侧）、阳池（双侧）、足临泣（双侧）。

（2）配穴：若眩晕为气血亏虚证配足三里、上巨虚、下巨虚、阴陵泉；肾精亏虚证配太溪、三阴交；风阳上扰证配翳风；肝阳上亢证配太溪、行间；风痰阻络证与痰湿中阻证配足三里、阴陵泉、丰隆；肝胆气郁证配合谷、太冲、内关；瘀血阻窍证配血海、阴陵泉、丰隆。

2. 穴位定位

参照中华人民共和国国家标准《经穴名称与定位》（GB/T 12346—2021），定位如下。

（1）百会：在头部，前发际正中直上5寸。

（2）风池：在项部，枕骨之下，胸锁乳突肌上端与斜方肌上端之间的凹陷中。

（3）完骨：在颈部，耳后乳突的后下方凹陷中。

（4）率谷：在头部，耳尖直上入发际 1.5 寸。

（5）外关：在前臂后侧，腕背侧远端横纹上 2 寸，尺骨与桡骨间隙中点。

（6）阳池：在腕后侧，腕背侧远端横纹上，指伸肌腱的尺侧缘凹陷中。

（7）足临泣：在足背，第 4、5 跖骨底结合部的前方，第 5 趾长伸肌腱外侧凹陷中。

3. 组穴功效

调枢导气，醒神定眩。

4. 组穴原理

百会位于人体之巅，又名三阳五会，是手足三阳经、足厥阴肝经与督脉交会穴[141]。《古法新解会元针灸学》言："百会者，五脏六腑奇经三阳百脉之所汇。"取此穴能激发诸经之气血汇聚于脑窍，滋养脑之元神，可达醒神定眩之效。风池、完骨、率谷、足临泣为足少阳胆经穴，外关、阳池为手少阳三焦经穴，诸穴皆为少阳经穴，相配使用可通调少阳之枢，使气机疏导通畅，气血得以运导于上，滋养头窍。另外风池、完骨、百会为止眩要穴[142]，现有研究也表明，针刺风池、百会可改善椎－基底动脉的血液供应，增加脑血流量供应。故该组穴治疗眩晕疗效较佳。

5. 操作要点

陈枫教授临证时重视刺法，治疗眩晕常用改良合刺针法，改良合刺针法是在合刺古法的基础上，通过临床反复实践与探索而总结出来的。具体操作是：在选定穴位后，在穴位上斜刺进针，一穴4针，针尖刺向穴位前后左右4个方向，行针得气后留针[143]。在定眩组穴中，诸穴皆采用解剖定位，百会运用改良合刺针法进针1寸，完骨朝鼻尖进针1寸，风池向对侧目睛进针1.2寸，外关直刺1寸，足临泣直刺0.5寸，均采用捻转手法，平补平泻，以120次/分的频率捻转1分钟；率谷向耳尖斜刺0.3寸，阳池直刺0.3寸，不使用手法。以上穴位操作完毕均留针30分钟。

参考文献：

［1］Ikeda A，Matsushima T，Daida K，et al. A novel mutation of CHCHD2p. R8H in a sporadic case of Parkinson's disease ［J］. Parkinsonism Relat Disord，2017，34：66－68.

［2］Rodríguez-Violante M，Zerón-Martínez R，Cervantes-Arriaga A，et al. Who Can Diagnose Parkinson's Disease First? Role of Premotor Symptoms ［J］. Arch Med Res，2017，48（3）：221－227.

［3］Campolo J，De Maria R，Cozzi L，et al. Antioxidant and inflammatory biomarkers for the identification of prodromal Parkinson's disease ［J］. J Neurol Sci，2016，370：167－172.

［4］佚名. 黄帝内经·素问 ［M］. 王雅琴，张蕾，点校. 太原：山西科

学技术出版社，2019.

［5］王肯堂. 证治准绳［M］. 倪和宪，点校. 太原：山西科学技术出版社，2014.

［6］张璐. 张氏医通［M］. 王兴华，张民庆，刘华东，整理. 北京：人民卫生出版社，2006.

［7］陈枫，袁盈，蔡向红，等. "颅底七穴"针法治疗帕金森病114例临床观察［J］，中国中医基础医学杂志，2013，19（5）：547-573.

［8］黄庭镜. 目经大成［M］. 卢丙辰，张邓民，点校. 北京：中医古籍出版社，1987.

［9］郑贵倩，王中英，刘善贺，等. 学龄期近视的流行病学及相关危险因素研究进展［J］. 牡丹江医学院学报，2021，42（1）：146-147，151.

［10］金琪，谢立科，孙梅，等. 针灸防控青少年近视研究进展［J］. 中国中医眼科杂志，2021，31（4）：291-293，302.

［11］孙淑娟，丛林. 青少年儿童近视成因及防控进展［J］. 中国现代医生，2020，58（18）：189-192.

［12］中华中医药学会眼科分会. 高度近视中西医结合诊疗指南（上）［J］. 中国中医眼科杂志，2023，33（9）：801-806.

［13］劳明凤，吴西西，覃绍媚，等. 青少年儿童近视形成的相关因素及防治进展［J］. 广西医科大学学报，2019，36（11）：1852-1855.

［14］李媛媛，张晓峰. 青少年儿童近视形成的影响因素和治疗进展［J］. 国际眼科杂志，2018，18（12）：2179-2182.

［15］李华宏. 中医治疗近视方案的研究新进展［J］. 现代医学与健康研究电子杂志，2018，2（13）：153，155.

［16］吴田英，翟晓蔚，吴咏梅，等. 近视的中医体质及防治进展［J］. 医学综述，2016，22（17）：3444－3448.

［17］丁涛，张阳，靳晨晨. 中医治疗近视方案的研究进展［J］. 中医药临床杂志，2015，27（7）：1043－1046.

［18］张国松，易法银. 论相火［J］. 中医杂志，2020，61（11）：1007－1009.

［19］孔维红，王画，姜莉云. 从"少阴枢""少阳枢"理论解析阴阳之圆运动［J］. 长春中医药大学学报，2020，36（4）：616－619.

［20］佚名. 黄帝内经·灵枢［M］. 王雅琴，张蕾，点校. 太原：山西科学技术出版社，2019.

［21］佚名. 黄帝内经·素问［M］. 鲁兆麟，王凤英，点校. 沈阳：辽宁科学技术出版社，1997.

［22］秦越人. 难经［M］. 张四季，郭力家，张新奇，等，点校. 长春：时代文艺出版社，2008.

［23］李杲. 脾胃论［M］. 彭建中，点校. 沈阳：辽宁科学技术出版社，1997.

［24］吴丽辉. 小柴胡汤加减治疗反流性食管炎疗效观察［J］. 陕西中医，2014，35（4）：418－419.

［25］陆星华，张泰昌. 反流性食管炎诊断及治疗指南（2003年）［J］. 中华消化内镜杂志，2004（4）：4－5.

［26］乔刚，赵宏志. 反流性食管炎临床研究进展［J］. 中国中西医结合外科杂志，2020，26（4）：787－789.

［27］樊帅珂，方晓艳，朱正望，等. 基于中西医临床病证特点的反流性食管炎动物模型分析［J］. 中国中医基础医学杂志，2021，26

（7）：1-9.

［28］高慧敏，张明萍，段恒. 反流性食管炎中医治疗研究进展［J］. 中医临床研究，2021，13（15）：46-48.

［29］张声生，朱生樑，王宏伟，等. 胃食管反流病中医诊疗专家共识意见（2017）［J］. 中国中西医结合消化杂志，2017，25（5）：321-326.

［30］易越，裴丽霞，陈昊，等. 针刺及联合其它疗法治疗反流性食管炎的系统评价［J］. 南京中医药大学学报，2020，36（4）：546-551.

［31］高武. 针灸聚英［M］. 闫志安，张黎临，李惠清，校注. 北京：中国中医药出版社，1997.

［32］许慎. 说文解字［M］. 徐铉，点校. 上海：上海教育出版社，2003.

［33］王怀隐. 太平圣惠方［M］. 田文敬，王明，邱彤，点校. 郑州：河南科学技术出版社，2015.

［34］吴勉华. 中医内科学［M］. 北京：中国中医药出版社，2017.

［35］宋扬扬，倪光夏. 倪光夏教授醒神通阳针刺法治疗痿证的临床经验［J］. 中国针灸，2020，40（4）：411-413.

［36］鞠申丹，宗蕾. 从"治痿独取阳明"谈痿证的针灸治疗［J］. 中国针灸，2015，35（9）：956-959.

［37］王涛. 韩景献教授针灸排刺三法［J］. 中国针灸，2012，32（7）：635-638.

［38］NCCN guidelines. Cancer-related fatigue：NCCN clinical practice guidelines in oncology. Version 2. 2023［EB/OL.（2023-01-30）［2023-06-12］.

［39］BOWER J E. Cancer-related fatigue：mechanisms，risk factors，and treatments［J］. Nat Rev Clin Oncol，2014，11（10）：30-45.

［40］吴勉华，王新月. 中医内科学（3 版）［M］. 北京：中国中医药出版社，2012.

［41］余涛，邹小娟，刘洪涛，等. 癌因性疲乏中医证候文献回顾［J］. 中医杂志，2017（24）：2151－2154.

［42］吉兆奕，徐咏梅，王笑民. 癌症相关性疲乏患者疲劳特征与中医辨证的临床研究［J］. 癌症进展，2011，9（1）：101，107－112.

［43］王民集，朱江，杨永清. 中国针灸全书［M］. 郑州：河南科学技术出版社，2012.

［44］许文杰，王枫，周一心，等. 脑卒中后失眠中西医病因机制初探［J］. 陕西中医，2020，41（1）：134－136.

［45］《中国脑卒中防治报告》编写组.《中国脑卒中防治报告 2020》概要［J］. 中国脑血管病杂志，2022，19（2）：136－144.

［46］刘晓菲. 缺血性脑卒中后失眠患者的中医证素分布特点及相关分析［D］. 北京：北京中医药大学，2018.

［47］田德禄. 中医内科学［M］. 北京：中国中医药出版社，2005.

［48］王飞雪. 针刺治疗虚证顽固性失眠的临床观察［D］. 北京：北京中医药大学，2012.

［49］陈利国. 针刺治疗震颤麻痹 40 例临床观察［J］. 中医杂志，1996（4）：216－217.

［50］焦会元. 古法新解会元针灸学［M］. 北京：北京泰山堂书庄铅印本，1937.

［51］高式国. 高式国针灸穴名解［M］. 北京：中国中医药出版社，2017.

［52］杨西永. 完骨穴的临床应用举隅［J］. 针灸临床杂志，2001，17

（2）：57.

[53] 佚名. 黄帝内经 [M]. 张志聪, 集注. 张婷婷, 译. 成都：四川大学出版社, 2014.

[54] 胡洁, 陈枫. 针刺"颅底七穴"调控高血压即时降压随机平行对照研究 [J]. 实用中医内科杂志, 2019, 33（3）：49 – 52.

[55] 袁盈, 蔡向红, 陈枫. "颅底七穴"改善帕金森病伴发抑郁临床疗效观察 [J]. 中国老年保健医学, 2020, 18（6）：27 – 30.

[56] 王世友, 钱海良, 杜若, 等. 针刺治疗椎 – 基底动脉供血不足疗效观察 [J]. 上海针灸杂志, 2015, 34（9）：23 – 26.

[57] 吴绪平, 王亚文, 张红星, 等. 针刺翳风穴对偏头痛患者脑血流图的影响 [J]. 中国针灸, 1994（S1）：147 – 148, 497.

[58] 李雪超. 针刺"颅底七穴"治疗后循环缺血性眩晕临床疗效观察 [D]. 北京：北京中医药大学, 2013.

[59] 许平. 针刺"培土开郁"组穴治疗肝郁脾虚型轻、中度抑郁症的临床观察 [D]. 北京：北京中医药大学, 2019.

[60] 骆第铖, 胡慧芹, 陈枫, 等. 陈枫教授针刺治疗眩晕症经验 [J]. 云南中医中药杂志, 2022, 43（4）：1 – 3.

[61] 陈利国, 蔡向红. 留针的意义及时限探讨 [J]. 中国针灸, 1996（6）：40 – 42.

[62] 贾建平, 陈生弟. 神经病学 [M]. 第 8 版. 北京：人民卫生出版社, 2018.

[63] 赵建新, 田元祥. 黄帝内经·素问（全彩精华版）[M]. 北京联合出版公司, 2016.

[64] 林雅婷, 杨原芳, 薛立文, 等. 疏肝调神针法治疗紧张性头痛的临

床观察［J］. 中国民间疗法，2023，31（8）：62 – 65.

［65］赵建新，田元祥. 黄帝内经·灵枢（全彩精华版）［M］. 北京：
北京联合出版公司，2016.

［66］程宝书. 针灸大辞典［M］. 北京：北京科学技术出版社，1987.

［67］刘姗姗，魏翔宇，罗诗蕾，等. 针刺治疗无先兆偏头痛的静息态功
能磁共振研究［J］. 中国针灸，2022，42（10）：1094 – 1100.

［68］田柳青，康广华，刘福彪，等. 太阳穴静脉抽血联合微火针针刺风
池、风府穴治疗瘀阻脑络型血管神经性头痛的效果［J］. 中国医
药导报，2022，19（23）：128 – 131，141.

［69］杨继洲. 针灸大成［M］. 天津：天津科学技术出版社，2017.

［70］王纳，金晓飞. 针刺天柱穴为主治疗太阳头痛验案［J］. 中国民
间疗法，2020，28（23）：113 – 114.

［71］王富春. 针灸经典处方释义［M］. 北京：人民卫生出版社，2009.

［72］王惟一. 新刊补注铜人腧穴针灸图经校注［M］. 闲邪瞍叟，补；
朱现民，校注. 郑州：河南科学技术出版社，2017.

［73］李宏涛，王小斌，陈月峰，等. 镇肝熄风汤加减配合项七针治疗椎
动脉型颈椎病的临床研究［J］. 现代中西医结合杂志，2017，26
（19）：2146 – 2148.

［74］皇甫谧. 针灸甲乙经［M］. 韩森宁，张春生，徐长卿，点校. 郑
州：河南科学技术出版社，2017.

［75］袁海利，杨白燕. 百会穴临床应用概述［J］. 实用中医药杂志，
2021，37（12）：2138 – 2141.

［76］赖华寿，周凌云，李忍，等. 基于《针灸大成》浅析百会穴的临
床应用［J］. 中医药导报，2019，25（10）：112 – 114.

［77］林津仪．百会压灸配合针刺治疗紧张性头痛的临床研究［D］．南宁：广西中医药大学，2022.

［78］唐萍萍，许骞，陈栋，等．头针刺激层次影响大脑皮层功能的机制探讨［J］．针刺研究，2020，45（6）：504－507.

［79］张景岳．类经图翼［M］．太原：山西科学技术出版社，2023.

［80］陈利国．针刺治疗震颤麻痹40例临床观察［J］．中医杂志，1996（4）：216－217.

［81］科尔沁夫．针刺"颅底七穴"对帕金森病患者UPDRS评分的影响［D］．北京：北京中医药大学，2015.

［82］邱丽蓉，王盛春，苏萌，等．针刺治疗帕金森病认知功能障碍［J］．中华中医药杂志，2021，36（6）：3700－3702.

［83］张晓丽，张光彩，王能，等．调心安神针刺法治疗失眠症疗效及对脑血流速度和神经递质的影响［J］．现代中西医结合杂志，2020，29（21）：2316－2319，2324.

［84］刘鸿，王莉敏．血栓通注射液辅助治疗对急性脑梗死患者脑血流动力学及血清炎性因子的影响［J］．吉林医学，2019，40（3）：556－558.

［85］刘力．假日综合征与心脏神经官能症［J］．实用心电学杂志，2019，28（2）：92－93.

［86］王艳敏．倍他乐克联合稳心颗粒治疗心脏神经官能症的疗效观察［J］．中医临床研究，2016，8（27）：43－44.

［87］连新宝，张宇．更年期女性心脏神经官能症从肝论治的探讨［J］．内蒙古中医药，2017，36（13）：40－41.

［88］孙耀先，闫平正，姚培太．逍遥散加减治疗心脏神经症［J］．实

用医技杂志, 2008, (27): 3712 - 3713.

[89] 耿百乐, 顾雄华, 田军彪. 中医治疗心悸 80 例临床疗效观察 [J].
医学食疗与健康, 2021, 19 (6): 23 - 24.

[90] 崔山龙. 心理疗法联合抗抑郁药物治疗心脏神经官能症的效果分
析 [J]. 中国实用医药, 2023, 18 (5): 108 - 110.

[91] 吴赛峨, 侯公林. 桂枝加龙骨牡蛎汤合谷维素治疗心脏神经官能症
108 例临床观察 [J]. 中西医结合临床杂志, 1993 (1): 20 - 21.

[92] 李迎春. 黛力新治疗心脏神经官能症的临床疗效观察 [J]. 中国
医药指南, 2016, 14 (31): 99 - 100.

[93] 蔡敏, 陈中, 蒙华庆, 等. 心理治疗合并抗抑郁药物干预心脏神经
官能症 50 例分析 [J]. 中国临床康复, 2005 (20): 26 - 27.

[94] 肖日央. 百忧解治疗心脏神经官能症分析 [J]. 现代医院, 2007
(12): 55 - 56.

[95] 王丽萍, 王春林, 许宝才, 等. 百麦安神龙骨牡蛎汤外敷内服治疗
心脏神经官能症的研究 [J]. 中华中医药学刊, 2023, 41 (2):
222 - 225.

[96] 刘晓彤, 唐可清. 心脏神经官能症的中医研究进展 [J]. 现代中
西医结合杂志, 2022, 31 (4): 576 - 580.

[97] 黄秀华, 杨颖, 林书宇. 中医药治疗心脏神经官能症的研究进展
[J]. 中国中医急症, 2022, 31 (04): 737 - 740.

[98] 海逸凡, 喻正科. 喻正科教授论治心脏神经官能症经验拾萃 [J].
光明中医, 2023, 38 (08): 1473 - 1476.

[99] 兰玥, 马丽红. 马丽红教授治疗心脏神经官能症临证经验 [J].
中西医结合心脑血管病杂志, 2022, 20 (24): 4606 - 4608.

［100］刘祥，王超，安莹，等．基于数据挖掘探讨中医药治疗心脏神经官能症的组方用药规律［J］．海南医学院学报，2022，28（16）：1261－1267.

［101］杨彬．刺五加注射液治疗心脏神经官能症的临床观察［J］．实用医技杂志，2008（05）：588－589.

［102］赵安社，李富成，郑佳，等．柴胡加龙骨牡蛎汤治疗心系病验案举隅［J］．国医论坛，2022，37（05）：6－8.

［103］郭苗苗，林忠华，郭进华，等．半夏秫米合二至丸加减治疗心脏神经官能症临床观察［J］．山西中医，2020，36（09）：31，33.

［104］张洪．安神定志丸联合甘麦大枣汤治疗心脏神经官能症临床观察［J］．中国中医药现代远程教育，2020，18（06）：73－74.

［105］孙国朝，常俊华，张超．丹栀逍遥散加减联合倍他乐克治疗心脏神经官能症肝气郁结证临床研究［J］．新中医，2022，54（15）：53－56.

［106］梁效铭．邓老暖心方对心脏神经官能症的疗效及其对心脏自主神经功能的影响［J］．内蒙古中医药，2022，41（06）：32－33.

［107］王守富，徐毅，杨春玉．心神康汤治疗心脏神经官能症102例［J］．中国中医药科技，1999（06）：414－415.

［108］朱琳．中成药治疗心脏神经官能症的临床研究概况［J］．湖南中医杂志，2017，33（09）：183－185.

［109］耿露源．乌灵胶囊治疗心脏神经官能症42例［J］．中国中医药现代远程教育，2017，15（05）：92－94.

［110］李晓波．稳心颗粒对心脏期前收缩合并心脏神经官能症患者的治疗情况影响［J］．北方药学，2021，18（01）：103－104.

［111］刘海峰，杜武勋，毛文艳，等. 参松养心胶囊治疗心脏神经官能症疗效性及安全性的 Meta 分析［J］. 中国循证心血管医学杂志，2016，8（08）：911－915.

［112］李群，王婧懿. 体针配合电针治疗心脏神经官能症效果研究［J］. 中国医疗器械信息，2020，26（04）：118－119.

［113］李淑霞，井冬，张建. 体针结合耳穴压豆治疗心脏神经官能症32例［J］. 光明中医，2012，27（01）：99.

［114］穆广梅，陆玉莹. 耳针加体针治疗心脏神经官能症疗效观察［J］. 中国针灸，2008（06）：409－410.

［115］郭晓原，白岩. 皮内针治疗心脏神经官能症26例［J］. 实用中医内科杂志，2002（02）：111－112.

［116］施海娟，张慧. 护理干预对心脏神经官能症的影响［J］. 实用临床护理学电子杂志，2018，3（36）：23－24.

［117］李种泰. 至阳穴位注射治疗心脏神经症31例［J］. 中国针灸，2005（12）：884.

［118］李红霞，刘世伟. 艾灸背俞穴治疗心脏神经官能症64例［J］. 中国中医急症，2010，19（08）：1393.

［119］韩文清，贾春旺. 针刀配合整脊疗法治疗心脏神经官能症的临床研究［J］. 中国保健营养，2016，26（14）：199.

［120］达布希拉图，赛音巴亚尔. 蒙医擦搓疗法治疗心脏神经官能症［J］. 中国民族医药杂志，2000（S1）：42.

［121］巴雅尔图. 蒙医心身互动疗法结合推拿治疗心脏神经官能症的临床观察［J］. 中国民族医药杂志，2017，23（04）：19－20.

［122］布和，乌云花，曹庆生. 蒙西医结合治疗心脏神经官能症46例

［J］. 世界最新医学信息文摘，2015，15（82）：119 - 120.

［123］曲梅，南木加. 藏医治疗心脏神经官能症的初步探索［J］. 西藏医药杂志，2012，33（04）：48 - 49.

［124］张璐，李西钰，李奕萱，等. 针刺治疗心脏神经官能症疗效的 Meta 分析［J］. 世界中医药，2021，16（20）：3047 - 3053.

［125］国家市场监督管理总局，中国国家标准化管理委员会. 经穴名称与定位：GB/T 12346—2021［S］. 北京：中国标准出版社，2021.

［126］张志聪. 黄帝内经素问集注［M］. 北京：中国医药科技出版社，2014.

［127］佚名. 灵枢经［M］. 北京：中国医药科技出版社，1998.

［128］杨继洲. 针灸大成［M］. 北京：北京科学技术出版社，2018.

［129］孙思邈. 备急千金要方［M］. 鲁兆麟，主校. 沈阳：辽宁科学技术出版社，1997.

［130］路永平. 针刺内关穴与心得安试验在心电图方法诊断心脏神经官能症中应用价值的对比研究［J］. 浙江中医杂志，2002（08）：36 - 37.

［131］窦汉卿. 针经指南［M］. 北京：人民卫生出版社，1983.

［132］郑丽维，杨晨晨，陈丰，等. 艾灸神门、太溪穴对心肾不交型高血压伴失眠患者睡眠质量及血压的影响研究［J］. 广西中医药大学学报，2018，21（04）：92 - 96.

［133］吴谦. 医宗金鉴［M］. 沈阳：辽宁科学技术出版社，2016.

［134］郭秋蕾，周佳晓，石磊，等. 基于延髓肾素 - 血管紧张素系统研究针刺太冲穴对自发性高血压大鼠血压调控的中枢机制［J］. 中华中医药杂志，2024，39（02）：732 - 736.

[135] 瞿思颖, 涂明琦, 王涵芝, 等. 抑郁症穴位敏化现象与规律探析 [J]. 浙江中医药大学学报, 2023, 47 (12): 1413 – 1422, 1429.

[136] 毕富玺, 闫颖, 马静, 等. 针刺关元 – 三阴交对 DOR 患者卵巢储备功能及卵巢血流灌注的影响 [J]. 罕少疾病杂志, 2024, 31 (01): 95 – 96.

[137] 史建慧, 郭增元, 任国华. 中医治疗眩晕的临床研究进展 [J]. 内蒙古中医药, 2019, 38 (2): 125 – 128.

[138] 张若瞳, 刘东方. 中医药治疗眩晕研究进展 [J]. 光明中医, 2021, 36 (6): 1010 – 1013.

[139] 孔庆斌, 张松兴. 基于风痰致病探讨针刺治疗眩晕 [J]. 中医药临床杂志, 2021, 33 (5): 808 – 811.

[140] 单希征. 眩晕诊疗的中西医结合思路 [J]. 中国中西医结合耳鼻咽喉科杂志, 2017, 25 (5): 321 – 323.

[141] 马冉, 孔立红, 齐凤军, 等. 百会穴对脑的作用之古今研究探析 [J]. 辽宁中医杂志, 2019, 46 (2): 425 – 428.

[142] 詹倩, 陈华德. 古代针灸治疗眩晕处方的选穴规律研究 [J]. 中国针灸, 2014, 34 (4): 359 – 362.

[143] 陈枫, 袁盈, 蔡向红. 改良合刺针法治疗癫痫 100 例临床疗效观察 [J]. 世界中医药, 2008 (4): 231 – 232.

第二章　创新针法

一、改良合刺针法

改良合刺针法是陈枫教授在合刺古法的基础上总结而来的，临床上已在帕金森病、耳鸣、失眠、头痛、眩晕等疾病的治疗上积累了丰富的经验。与常规针刺相比，改良合刺针法对穴位的刺激量大，刺激范围覆盖面广，经气反应强烈，更容易得气、气至病所。要想把改良合刺针法说明白，首先要搞清楚什么是合刺针法。

1. 合刺针法研究现状

（1）合刺针法的起源。合刺针法最早起源于《黄帝内经》，在《黄帝内经》中叫"合谷刺"，载于《灵枢·官针》里，言："凡刺有五，以应五脏。一曰半刺……四曰合谷刺，合谷刺者，左右鸡足针于分肉之间，以取肌痹，此脾之应也。"后世医家杨上善在《黄帝内经太素》中注解时写到"合谷刺"中的"合"后无"谷"字，并言："刺身左右分肉之间，痏如鸡足之迹，以合分肉间之气，故曰合刺也。"此即是说"合谷刺"也是"合刺"。

（2）合刺针法的操作。在《灵枢·官针》中虽提及"合谷刺者，左右鸡足针于分肉之间"，但并未详细言明合谷刺操作时具体的用针数量。《素问·长刺节论》里提到："病在肌肤，肌肤尽痛，名曰肌痹，伤于寒湿，刺大分小分，多发针而深之，以热为故，无伤筋骨"，其中多发针深刺治疗肌痹，疑似"合谷刺"多发针刺操作方法，但大多医家解释此处时都认为是多取穴位而深刺的意思。正因如此，后世医家对合谷刺操作方法意见并不统一。据后世医家所言，合谷刺存在两种操作方法。其一为一针多向刺法，见于金元时期医家张从正《儒门事亲》，书中言："用《灵枢》中鸡足法，向上卧针，三进三引讫，复卓针起，向下卧针。"即是说合谷刺的操作为直针针刺得气后，将针缓慢提至皮下向上或向下，向左或向右针刺得气，使刺痕成鸡爪形。其二是多针刺法，见于明代医家楼英《医学纲目》，书中言："鸡足取之者，正入一针，左右斜入二针，如鸡之足三爪也。"即认为合谷刺是三针同刺的多针刺法。现今中医教材《刺法灸法学》对合谷刺下了定义："合谷刺即是针刺进针后，再退至浅层依次向两旁斜刺，形如鸡爪的分叉。"这讲的也是一针多向刺。综上可见，合刺针法的操作有两种，即一针多向刺和多针刺，但现今临床运用多偏向于一针多向刺。

（3）合刺针法的临床应用。按《灵枢》之意，合刺针法当是用于"肌痹"，即用于治疗和肌肉有关的疾病，如肌肤顽麻、肌肉疼痛、风湿性多肌痛、面肌痉挛等。但合刺针法的治疗范围已被现今的医家不断扩大，涉及多科疾病，例如中风后遗症、眩晕、面瘫、颈椎病、膝骨关节炎、腰背痛、痛经、肥胖等。

合刺针法源远流长，经后世发展，在临床上运用越来越广泛。对于其中医机理，医家认为合刺针法刺分肉间，一穴能多向透刺，扩大了穴位在空间上的刺激范围和刺激量，增强了局部经气的振奋作用，从而更好地调动了经脉的气血运行，增强了疗效。虽然合刺针法在临床上治疗疾病效果突出，但西医层面的机理还未见有医家阐明，值得进一步研究。

2. 改良合刺针法理论探究与操作

改良合刺针法是陈枫教授结合经义，在合刺古法的基础之上，经过不断的临床实践与探索而成的，并因疗效好、选穴少而成为中国中医科学院第一批优势病种——癫痫的首选治疗方法。后来陈枫教授又将此法运用到其他疾病治疗中，如失眠、耳鸣、眩晕等，均取得了较好的疗效。

其具体操作方法是在选穴定位后，在穴位正中进针，一穴四针，针尖分别朝向穴位前后左右四个方位，按由内而外的方向一次将针刺入，刺入的角度和深度根据所选穴位所在的位置而定，一般在肌肉浅薄处多平刺，肌肉丰厚处多斜刺，进针后依次行针得气留针。对于改良合刺针法的理论探究，我们可以从以下几个方面来讨论。

从传统中医阴阳学说而言，《素问·阴阳离合论》提到：

"阴阳者，数之可十，推之可百，数之可千，推之可万，万之大不可胜数，然其要一也。"四根针一前一后、一左一右就涵盖了前后、左右两对阴阳。从中医五行学说而论，前后左右四个方位加上进针点中央处，则是蕴含了木、火、土、金、水五行，即穴位中央进针点为土，其余四个方位为木、火、金、水。另外，腧穴本身不是一个点，而是立体的空间结构，四针四个方位和针刺深度所占据的上下方位，则是将穴位空间的前、后、左、右、上、下六个方位涵盖了，这便是中医所讲之六合。《素问·阴阳应象大论》中言："上古圣人，论理人形，列别脏腑，端络经脉，会通六合，各从其经。"所说六合即是东、南、西、北、上、下六个方位。所以整体来看，改良合刺针法就包含了中医阴阳、五行、六合等内容。

另外，虽然现代医家在合刺古法的研究中发现，合刺古法在穴位处多向针刺，能扩大针刺部位的刺激量和刺激面，增大穴位作用面积，加强经脉系统之间的相互联系，更加有利于经气的激发和运行，但改良合刺针法在针法的操作上较传统的合刺古法显得更具备有序性、规律性、规范性。改良合刺针法在针刺穴位时更能够规律化、有序性地扩大穴位、经脉的辐射范围和整体调节范围，更加突出了多向有序的一穴关联多穴、一经关联多经的特点，从而使得针灸平衡阴阳的调节作用和整体功效得到增强。

二、长针透刺法

长针，是九针之一，因其针身细长如麦芒，故而又名芒针，《灵枢·九针十二原》有曰："长针者，锋利身薄，可以取远痹。"也就是说长针透刺可直达病所，开壅通塞以止痹，调畅气血和阴阳，有治疗"深邪远痹"之功[1]。长针透刺法[2]又称透刺法、透穴法、透针法，是一种能一针刺入两穴或多穴的特殊针刺方法，程宝书《针灸大辞典》："透穴法，指透穴而刺，即一针多穴的刺法。其法为刺入某穴后，将针尖刺抵相邻近的穴位，但不可穿透皮肤，如地仓透颊车。"透刺法既可以利用多穴位协同合作激发多条经脉经气，又可以扩大针刺面积以增强针感，使经络畅通，气血周流，达到沟通表里、平衡阴阳的作用[3]。

长针透刺法由来已久，《黄帝内经》即有类似提法，在《灵枢·官针》篇记载有九刺、十二刺、五刺等针刺法，其"直针刺者""恢刺者""合谷刺者"等，可看作是后世直针透刺、一针多向透刺等刺法的源头。金元针灸大家窦默在《针经指南》中首次提出一针两穴的刺法，即长针透刺法。长针透刺法的临床应用散在于各种典籍歌赋之中，其中元代王国瑞所撰《扁鹊神应针灸玉龙经》"偏正头风痛难医，丝竹金针亦可施，沿皮向后透率谷，一针两穴世间稀""口眼歪斜最可嗟，地仓妙穴连颊车"等讲到了丝竹空透率谷、地仓透颊车这类的沿皮透刺法。明代杨继洲《针灸大成》将长针透刺法进一步发挥，提及"风池刺一寸半，透风府穴，此必横刺方透也""液门沿皮针向后透阳池"等，此外，还提出"印堂入一分，沿皮透左右攒竹"的多向透刺法。清代医家周树冬《金针梅花诗钞》中指出：不但双穴可以前后互通，而且两经亦可彼此连贯矣；不论为直贯或斜穿，针尖抵达次一孔穴时，均不宜将针透出皮外[4,5]。

陈枫教授在一些特殊疾病上也有善用长针的经验。以下将重点介绍几种疾病的长针透刺法经验治疗。

1. 长针透刺治疗顽固性面瘫

周围性面瘫，又称面神经炎，多发于冬季，临床表现为患侧皱眉不能、抬眉不能、眼睑闭合不全及表情肌瘫痪等症状。顽固性面瘫，为周围性面瘫治疗 2 个月及以上未见明显好转者。

陈枫教授总结 40 余年临床经验，总结出顽固性面瘫治疗原则当以行气活血、通经活络为主，多选取阳明经及局部头面部的穴位。针刺手法以长针透刺为主，如太阳透刺地仓。太阳是经外奇穴，在眉梢延长线和目外眦延长线的交会处。地仓是胃经的穴位，瞳孔直下，口角外 0.3 寸。

操作要点：以拇指和示指夹持针柄，示指指腹抵住针体，从太阳穴进针，向地仓穴方向平刺，针体和皮肤表面成 10°~15°夹角，针的尾部和皮肤的距离能容下一个手指，大约

10°角。进针后从皮肤表面可以观察到针体在皮下运行的轨迹，针尖部推进到地仓时不要刺破，针尖把局部皮肤顶起即可，操作结束后，可以留针30分钟。

太阳透刺地仓，其针体当斜行向下以通过颧弓，透刺过程还经过上关、颧髎，可谓是一针透四穴，针感明显。陈枫教授有言，长期顽固性面瘫，肌肉缺少气血濡养，如同板结的土地，长针透刺有疏通局部经络气血之功，更有"开疆拓土"之意。

2. 长针透刺治疗顽固性失眠

陈枫教授指出："不寐当以调理少阳枢机为先，使阴阳交互。"选穴以少阳经为主，随症加减。少阳枢机得调，脏腑经络气血津液流转有序，情志得舒，阴阳调和，不寐可痊。陈枫教授治疗顽固性失眠，亦采用长针透刺这一特殊针刺手法，取丘墟透照海。

丘墟为足少阳胆经原穴，为脏腑元气经过和留止之处，胆经的经别过心而上循头部。照海穴为足少阴肾经与阴跷脉交会穴，而阴跷脉为"少阴之别……上循胸里入缺盆"，陈枫教授认为丘墟透刺照海可以沟通联络多条经脉，同时调整阴阳两经的功能状态，从阴引阳，从阳引阴，使阴阳互济，阴平阳秘，气血得调，达到疏通经脉、促气血运行的作用。此外，陈枫教授临床上亦常用此治疗心悸、胸痛、头晕、失眠、抑郁等心脏神经症，疗效显著，往往针至心安，有安神助眠之功[6,7]。临床操作时，选取 3 寸长针，采用斜刺丘墟通过踝关节使得针尖达到照海，以针尖不透出皮肤为度。

三、曲骨穴平刺法

慢性前列腺炎（chronic prostatitis，CP）是男性常见病，严重影响患者身心健康。国外报道35%～50%的男性至少会罹患一次该病。其中慢性前列腺炎Ⅲ型是前列腺炎最常见的类型，患者表现出不同程度的下尿路症状，会阴部、外生殖器区、下腹部、耻骨区、腰骶及肛周坠胀疼痛不适，部分患者还会出现头晕、乏力和精神抑郁、焦虑等。

该病属于中医"精浊""淋证""白浊"等范畴，主要证型是脾肾阳虚、湿热瘀阻。《类证治裁·淋浊》言："浊在精者，由相火妄动，精离其位，不能闭藏，与溺并出，或移热膀胱，溺孔涩痛，皆白浊之因于热也。久之则有脾气下陷，土不治湿……而遗浊不止者，皆白浊之因于虚也。"陈枫教授治疗本病，多采用曲骨平刺法，配合足三里、太溪和蠡沟直刺，疗效甚佳。

操作方法：曲骨向外阴方向以 15°角进针约 1.2 寸，在0.5 寸范围内提插捻转行针，以龟头放电感及整个会阴部麻木酸胀为度。足三里、太溪、蠡沟均直刺，进针 1.2 寸，平补平泻。留针 30 分钟，隔日治疗 1 次，连续治疗 6 周共约 20 次。

曲骨居横骨之上，毛际之中，考横骨弯曲，形同偃月，穴当耻骨上缘之正中，故名。穴属任脉与肝经之会所，由于任、冲、督三脉皆起于胞中，加之足厥阴肝经绕阴器而抵少腹，其具有温补肾阳、泻热调水气的功能，故可治疗泌尿生殖系统疾病。平刺曲骨可使经气循环于会阴部，更好地刺激病所。其配穴中，足三里为胃经合穴，可调补周身气血；太溪为肾经原穴，可鼓舞肾气；蠡沟为肝经络穴，可疏肝理气，调精利尿。曲骨平刺配合足三里、太溪、蠡沟三穴直刺，能更好地调节男性生殖泌尿功能，故可改善慢性前列腺炎相关症状。

陈枫教授曾选取中国中医科学院望京医院针灸科收治的慢性前列腺炎患者 90 例，采用曲骨平刺法，进行对照临床观察，结果显示，治疗组总有效率 82.22%，优于对照组的 71.11%（$P < 0.05$）。美国国立卫生研究院慢性前列腺炎症状指数（NIH-CPSI）评分项目中，针刺治疗组对于疼痛不适、排尿状况和生活质量的改善作用显著。中医辨证评分项目中，针刺治疗组对于会阴坠胀疼痛、阴囊睾丸坠胀、腰骶酸软疼痛、小腹坠胀疼痛的改善作用显著。研究证明，曲骨平刺联合足三里、太溪、蠡沟直刺治疗慢性前列腺炎的临床疗效优于多沙唑嗪对照组，且取穴少、无药物毒副作用，值得临床推广应用。

四、足阳明胃经经筋排刺法

《素问·痿论》曰："治痿者，独取阳明，何也？岐伯曰，阳明者，五脏六腑之海，主润宗筋，宗筋主束骨而利机关也……阳明虚则宗筋纵，带脉不引，足痿不用也。"陈枫教授主张，临床治疗痿证之"独取阳明"有二义：一，阳明为脏腑之海，生化之源；二，阳明主润宗筋，宗筋主束骨而利机关。治痿独取阳明，是以水谷精微之生成而言，强调了后天之本在痿证治疗中的重要作用。脾与胃相表里，主运化水谷精微，为气血生化之源，且阳明为多气多血之经，主润宗筋而为十二经之长。宗筋主束骨而利机关，阳明亏虚，则筋骨不利。该法是自《黄帝内经》以来千古不变的大法。

陈枫教授临床用针灸治疗痿证尊崇"治痿独取阳明"大法之时，亦重视刺法，善用足阳明胃经经筋排刺法。排刺是确定某一治疗部位后，以两个穴位为端点，将两点之间的距离等分，针刺端点及其等分点，使之整齐排列成行的刺法。根据针刺深浅及部位不同，排刺法可分为皮部排刺、经筋排刺、经脉排刺。痿证为宗筋不能束骨、利机关，宗筋主要指十二经筋，是十二正经连属于筋骨的部分，多结、聚、散、络于骨骼和关节附近，所谓"诸筋者，皆属于节"（《素问·五脏生成论》），故常用经筋排刺治疗痿证。经筋在皮部之下，故经筋排刺时应使针尖达到肌肉的深度。陈枫教授的足阳明胃经经筋排刺法，常以足三里、下巨虚为2个端点，中间可取1个等分点，即上巨虚，痿证重者中间可取2个等分点，不再拘泥于具体穴位。

此外，不论是截瘫，还是单肢痿废，或是其他，只要是肌肉运动障碍的问题，陈枫教授均以排刺为首选，如面瘫也以排刺为佳。面瘫取颊车至地仓排刺，具体操作方法是，以地仓、颊车及其中点为标记，再取中点等分，这样颊车与地仓之间加了3针，疗效大为提高。

五、天枢穴平刺法

天枢穴是足阳明胃经的穴位、大肠的募穴，是临床治疗消化系统疾病和部分妇科病比较有效的穴位，但要取得好的疗效，针刺方法至关重要。名无虚设，这个穴位之所以叫天枢，是有一定原因的。《素问》解释说，天枢以上为天部，天枢以下为地部，天气下布，地气上承，转交人气，故曰天枢。

关于人体上、下之分，医家意见多有不同，还有说以膈分，或以膻中分。我们还是忠于"原著"吧，中医的"原著"，应该算是《黄帝内经》了。

什么是地气？什么是天气？

地气，是地球引力和磁场以及地表物质场力对人的作用和影响；天气，是宇宙空间物体的各种能量和场力对人体的作用和影响。以物类比可能有助于理解，譬如潮汐在月亮和地球间的引力作用下产生，这里月亮的引力是天气，地球的引力是地气，两相交感引动潮汐。

既然我们在临床上引入了这个概念，就要知道另一个理论："气，遇风则散，界水则止。"这是天枢穴临床操作的指南。通过对《素问》的挖掘，结合临床，我们针灸学对天枢有如下总结。

（1）天枢作为天地气交之处，有调阴阳表里之功，故于阴阳隔拒、阴阳互结之疾有"拨云见月"之功。

（2）天枢的枢纽作用要靠精妙的临床手法操作来实现。

（3）天枢作为大肠的募穴，主治胃肠病是其重要的功能之一。

根据传统中医理论，陈枫教授改变了天枢常用的直刺方法，改以平刺为基础，主要在方向上把握疗效的关键，使疗效倍增。

腹部的电生理特性是腹部的迷走神经和内脏大神经在孤束核集中投射，诱发放电。金属针具加强了这一效应。按传统的说法，气机的调畅就是要"升清降浊"，再往大处说就是"知调阴阳"，一升一降的指挥棒在针尖上。

针灸的效果取决于选穴和操作两方面，就操作来说，方向不一样，深浅不一样，疗效迥异。同样一盘土豆，十个人炒有十种味儿，针灸是动手的活，不像西药，不管是教授开的药还是刚毕业的学生开的药，有效都有效，没效都没效。有些患者不了解针灸，认为只要给穴位扎了针，不论是谁扎的，效果都应该一样。

归纳一下临床使用天枢时如何操作才能提高疗效。常规操作是直刺 1~1.5 寸，但大多数的情况下临床效果平平。陈枫教授在临床中的经验如下。

（1）治腹泻，只用灸法，针是无效的。灸法一般用雀啄灸，可以用神阙代替天枢，同时灸关元。

（2）治便秘，直刺，最好加大横。直刺也是教材上讲的规范操作，但直刺仅仅是天枢主治疾病中的一小部分病证的有效操作方法。

（3）调理胃肠气机和治妇科病，采用的就是平刺。穴位消毒后，针与穴位之间呈小于20°角进针，平刺方向：右侧天枢针尖向腹股沟，左侧天枢针尖朝左乳。均以提插和呼吸补泻手法操作。

举个例子，耳聋耳鸣，大多数医家认为其咎在肾，常取穴太溪等补益肾气，加上耳前局部取穴。在常规选穴中，似乎没听说过治耳聋耳鸣选天枢的，但你可以试着加上天枢，以提升阳气，观察一下疗效。宋·琼瑶真人曾讲："耳聋之证要升阳……连下升阴气自通。"耳聋耳鸣临床治疗有效率极低，常规中西药物如银杏制剂或改善微循环的药物有效率仅百分之十几。针灸成为较好的选择，但仍有局限性，若改变选穴和操作思路，或许会有惊喜，天枢就是这样一个能带来惊喜的穴位。

六、天突穴深刺法

吞咽障碍是比较难治的。如果吞咽障碍不能解决，那患者只能戴鼻饲管维持生活。长期以来，陈枫教授用天突深刺治疗吞咽障碍，效果很好，现在业内也有人尝试使用，希望掌握这种技术的人越来越多，造福更多患者。

针灸是个体化的技术，同样一穴，深浅、方向、手法等不一样都会使疗效各异，因此操作是关键中的关键。

天突位于胸骨柄上缘正中，《针灸甲乙经》描述为"宛宛处"，也就是胸骨柄上窝，这个定位更直观。天突穴因下邻气管，一度是禁穴，现在教材虽记载可以针灸，但要求浅刺；陈枫教授擅长用长针深刺，一般在 2.5～3.5 寸之间提插。据长期的临床观察，天突深刺后，一些很难解决的吞咽障碍问题很快得到解决。陈枫教授从 20 世纪 80 年代起一直使用天突深刺，后来做了一个"天突深刺治疗中风后吞咽障碍临床研究"的课题，为确保天突深刺的安全性和有效性以及直观观察，把放射检查也用了进来。具体操作如下。

（1）患者去枕平卧，下巴抬起，相当于人工呼吸的体位。

（2）于胸骨上窝消毒，取长针先斜刺，确定已经越过胸骨柄的厚度，针尖内滑，延胸骨体后面直向腹部方向进针 2.5 寸，并在 2.5～3.5 寸范围内提插。

切记，必须保证整个针体始终在正中线上，不得有任何方向上的偏差。同时针体必须是紧贴胸骨体后面。如果没有把握，必须在指导下进针，杜绝刺破气管和血管导致医疗事故。

虽然神经内科、针灸科、康复科治疗吞咽障碍各有特色，但其始终还是属于难治病。天突深刺治疗吞咽障碍，疗效不低于70%，常有奇效，在短时间内能够帮助患者拔掉鼻饲管。

七、合谷穴的特殊针刺方法

介绍一个合谷穴的特殊针刺方法，在临床中或许能帮你解决一些问题。

《黄帝内经》有数十种刺法记载，用以应对各种复杂疾病，如"齐刺""旁刺""鸡足刺"等，很好地掌握这些技巧，会极大地提高医生的临床技术，甚至会取得其他医生不能取得的临床结果，继而被患者赞誉和依赖。中药的奇效良方在于选用的药物及其配伍剂量，针灸的"奇效良方"有时候就在医生自己的手上。

合谷是常用的穴位，定位在第1、2掌骨间，当第2掌骨中点赤白肉际处。

《针灸学》教材这样记载合谷："【主治】①头痛、目赤肿痛、齿痛、鼻衄、口眼歪斜、耳聋等头面五官诸疾；②发热恶寒等外感病证，热病无汗或多汗；③经闭、滞产等妇产科病证。【操作】直刺0.5~1寸。"

在实际临床中，对于半身不遂或其他原因引起的手足拘挛，也有一些医生试图选用合谷穴获取疗效，但多徒劳无功。下面介绍一下陈枫教授的临床经验，对治疗手足挛急或有帮助。

（1）取2根1.5寸毫针，穴位消毒。

（2）取 1 根针在合谷直刺 1.2 寸。

（3）在穴位进针处刺入第 2 根针，与皮肤表面呈 10°角，向二间、三间方向进针 1.2 寸，在 0.5～1.2 寸间提插。

（4）快速捻转第 1 根针，频率在 200 次/分以上，持续捻转 1 分钟。

（5）以上操作完成后留针 30 分钟。

一个穴位，同时进 2 根针，方法很奇特。陈枫教授的改良合刺针法是中国中医科学院第一批优势病种——癫痫的有效治疗方法，操作时一个穴位扎 4 根针。

学习针灸很难，也很简单。说简单是指入门简单，随便一个穴位扎一针，或许就会有一定疗效。说难是指真正掌握和运用针灸技术很难，1 个穴位按最少 3 种针刺方法算，300 多个穴位就有上千种需要学习和掌握的技术，技无止境，学无止境。

八、针法深耕——围刺

唐·钱珝在《江行无题》诗中说："土旷深耕少，江平远钓多。"于针法而言，确实少有人深耕。这里，我们"深耕"一下围刺。

针灸是通过对体表穴位的各种物理刺激，发挥调整经络气血，激发人体产生各种内源性反应的作用，从而达到治疗疾病的目的。不难看出，针灸靶点是集中在一个点上，而不是一个面上。所以，穴位的英文翻译一般是 point，或 acupuncture point，或 acupoint。

但"围刺"不一样，它是对区域范围的刺激，不是专职搞针灸的人恐怕对这种针刺方法了解得不多。它对某些皮肤病变，或一些皮下组织病变有较好的疗效。它的理论指导渊源为经络系统中的"十二皮部"，而十二皮部的理论及其应用常被临床医生所忽视，所以用的人不多。即使有人使用，大多也只是学得一二，照葫芦画瓢，知其然而不知其所以然。

下面以治疗带状疱疹为例，讲一讲围刺，讲一讲其"所以然"。

带状疱疹，在中医上称为"蛇串疮""缠腰龙"。这个病首次出现在《诸病源候论·疮病诸候》中，原文曰："甄带疮者，绕腰生。此亦风湿搏血气所生，状如甄带，因以为名。"清·吴谦《医宗金鉴·外科心法要诀》："缠腰火丹……其间小疮，用线针穿破。"

从现代医学角度讲，带状疱疹由病毒感染引起，是病毒从神经根移向皮肤而发病，而外周神经在皮肤表面是区域分布而发挥作用的，这也就是为什么带状疱疹发病是一片一片的，有时"串着走"。而这种区域性分布或者说投影，与中医经络学说的"十二皮部"极相似，甚或有的时候是重叠的，这对我们理解十二皮部，进而理解古老经络理论可能会有些启发。就带状疱疹临床表现看，其病变分布有时是按神经区域投影走行，但有时是按古典经络的皮部走行，其中原理有待进一步研究。在中医理论中，其病因病机为风湿与气血相搏，肝经火毒蕴积，或夹风邪上窜头面，或夹湿邪下注下肢，火毒炽盛者发于躯干，所以带状疱疹可以出现在头面、胸、腰、下肢等许多部位。

现代医学治疗带状疱疹多以抗病毒药如阿昔洛韦，加上促神经细胞代谢药如腺苷钴胺、复合维生素 B 及解痉药卡马西平等为主。此外，根据病情发展需要也有用干扰素的，主要还是以抗病毒为目的。而中医治疗多从肝胆湿热或风热瘀毒辨证施治。

带状疱疹经药物治疗后常常会留有神经痛的后遗症，而针灸治疗神经痛有极大的优势。陈枫教授认为使用围刺治疗带状疱疹及后遗神经痛，效果当是最好的，这也是他在数十年讲针灸时，于统编教材常规治疗之外，重点讲述和推介的。

围刺，是一种在病变部位周围进行包围式针刺的方式，多用于皮下可触及的癥瘕积聚，如皮下肿块、腱鞘囊肿、脂肪瘤等，或可用于局灶性皮肤病变。

有人认为围刺法源于《灵枢》，因为《灵枢·官针》中提到："扬刺者，正内一，旁内四，而浮之。"认为围刺起源于扬刺。这种说法不免牵强，扬刺类似于合刺，针向相反，是对一穴靶点的刺激。不过"正内一"对于改进围刺确有启发之处。还有人说围刺缘于豹纹刺，因为《灵枢·官针》言："豹文（纹）刺者，左右、前后针之，中脉为故，以取经络之血者。"豹纹刺貌似围刺但神不似，豹纹刺是刺络放血的方法，后人还有演绎成刺络拔罐的，是络刺的一种。而围刺理论依据是皮部理论。

数十年的临床实践使陈枫教授对围刺手法有些自己的心得，下面做个总结，希望会对使用者有些帮助。陈枫教授认为围刺不是围殴，而是要：围而不乱；围而不漏；围而不固；围而不散，击其一点；邪祛围散，截不留贼。

（1）围而不乱，就是说我们进针的方向、深浅及针与针之间的距离不能杂而无序，参差如蓬蒿，针乱则气乱，常欲使病反甚。

（2）围而不漏，是指围针的间距没必要过密，但也不宜过疏。一般位于躯干部位较大的病灶以 1.5 寸为宜，位于四肢的病灶以 0.5～1 寸为宜，这主要是由经络特性和皮部分布特点决定的，经研究表明，经络在体表的反应区域一般在左右 3 cm 的范围内。

（3）围而不固，是讲在此基础上，要把握进针方向，围刺进针不是皮部垂直进针的直刺，围刺进针宜向心平刺，如治疗肿块时针应从底部平刺进针。围的目的不是隔离，简单的隔离会直刺引邪入内使邪聚益甚。

（4）围而不散，击其一点，就是围刺之后对病灶中心部位针刺，用泻法，针灸大法里讲"实则泻之""菀陈则除之"。

同时，病灶中心的进针与周围的围刺容易形成电生理效应。这一点是陈枫教授受扬刺的启发，在原来围刺的基础上加上的。

（5）邪祛围散，截不留贼，是说针对带状疱疹的治疗，在皮肤破损期使用围刺，但于后遗症期，陈枫教授总结出了另一种针刺方法，对于解决疼痛后遗症似有价值，称为"截法"，此法对于带状疱疹后遗神经痛病史达两年以上者也有一定疗效。简单的描述就是在病灶首尾和中点进针，分别取名叫"端截"和"腰截"，截法还可不以病灶为靶点取，而以六经皮部分布方向取针刺截点。

九、"烧山火"与"透天凉"的技术要点

王羲之是书法界里程碑式的人物，有人说王羲之的书法之所以漂亮是因为使用了转笔书法。

什么是转笔书法？释义颇多，有说转笔是运笔时加在笔锋上的技巧。然而也有人玄之又玄地说王羲之的转笔是写字时把纸卷成一卷，纸转笔也转。总之，后世多认为若临帖永远达不到王羲之的境界，就是你没有用转笔书法。王羲之的转笔书法到底是什么，研究的人很多，却始终是个迷。

书法大家的过人之处在于，他们一方面能够在书法作品的整体布局和每一个字的架构上具有很强的审美意识，也就是整体观，另一方面往往在细节处精于功夫。事理相通，凡事若同时具备大局观和于细微处雕琢的功夫，就会有所成就。

从王羲之的书法不难看出，结果的差距往往是达成目标过程中的一个与众不同的"技巧"，针灸操作也是这样。

下面就介绍这样一个陈枫教授总结的与众不同的技巧，让你更容易达成针灸操作中"烧山火"与"透天凉"的临床效果。

针灸广为人知的复合手法"烧山火"与"透天凉"是很难操作的，能够完美完成操作的人并不多，但依然有很多人试图掌握这一手法。按天、人、地三部依次进针你严格遵守了，每一步使用的捻转和提插手法你也严格遵守了，但就是热不了，也凉不下来，这时你就会很困惑，很苦恼。试着改变一下，把针进到天部，不要急着使用手法，要把针尖旋转360°，然后再去按操作要求使用手法。手法毕，针尖逆向旋转360°，进到人部，重复以上手法，依次到地部。这种小技巧，描述下来所要的文字并不多，但需用心体会。

有人说手法技巧应属于独有的技术优势，其实言重了，针灸作为个体化技术，确实容易形成技术壁垒，但这也限制了行业的发展，大家都应该有开放的胸怀。针灸治病最重要的还是有大局观，也就是对疾病的总体掌控能力，包括认识疾病和治疗疾病。这个学起来很难，甚至需终其一生。不管怎么说，大家既然喜欢针灸就先从最简单的开始，从技巧开始，就像达·芬奇学画，从画蛋开始。或许某个技巧就是"杰克的豌豆"……

十、针刺的针法和心法

《黄帝内经》记载穴位 160 个，几乎没有描述针刺方法，这是一个缺憾，但仔细想想，其中有太多的合理因素，也留给人们无限的空间。

一根针刺入皮肤，就针刺方向讲，单就水平切面，可向穴位周围 360°所有方位进针，若按 1°一个夹角方位算，就有 360 种进针方向。正中矢状面 180°，就有 178 种进针方向。因矢状面中心点与水平面中心点重叠，计在 360 度分区内，每个区位进针方向有 89 个方向区域。据此推算针刺方向结果是 32 040 种，加上直刺就是 32 041 种。这只是方向，如果再加深度，只按古人为我们简化的天、地、人三部，就有 96 123 种可能。

一个穴位进针后，从二维到三维，就有近 10 万种结果，如果再加时间维度呢？问题就更复杂了。因为中医是讲求时间的，在不同的时间里人体的阴阳气血及流注是不同的。

由简至繁易，由繁至简难，好在最难的问题，古人已经替我们迈出了第一步。深浅只论三部，方向只论迎随。如果还嫌不简，最后只一个词"得气"。这是最简单的，也是最难的。尽管这样，针灸临床医生也少有人去做，或者想做但不知道如何才能促进得气。

绝大多数人认为针灸治疗只要选好穴位就够了，穴位是治病的关键，这是不准确的。治病取效的关键在针灸施术者的手上，穴位只是达成目标的工具。

陈枫教授在观察"颅底七穴"起效标准时，发现哑门必须深刺，当针刺深度超过 1.5 寸以上时疗效很好。统编教材推荐哑门进针深度 0.5 寸。考虑到哑门的安全性问题，且为了推广使用，陈枫教授无数次尝试浅刺，但疗效几乎为零，最终还是决定深刺哑门，这也成为"颅底七穴"的组方特点之一。再次强调一下，哑门是危险穴位，未受训练严禁深刺。

选穴是基础，操作是关键。这是针灸临床医生治病欲求得疗效的两个环节。在针灸治疗中，针刺手法是重中之重。《黄帝内经》有九刺、十二刺，以及开阖补泻等手法。到了明《针灸大成》，发展出下针十二法和针刺八法等二十余种手法。临床如何施针，以及使用什么样的手法，是针灸学习者密切关注的问题。

就单纯手法而言，我们还可以设计出更多的手法，但手法的关键不在于手型手势，而在于心。俗话说"十指连心"，心与手密切相关，手随心动，手法即心法，如《灵枢》所讲"针神合一"。这恰是目前针灸临床、教学和传承所缺少的重要部分。

十一、针法的"三正"

陈枫教授认为，练习书法是很困难的事情，如何握笔、采用何种坐姿这样基础的事项就很麻烦，事理相通，针灸操作与之有类似之处，对医生的手是有要求的，这也是我们能否取得好的疗效的重要因素之一。

临床医生必须从基本开始，从如何站立、如何持针及进针的手势说起。《灵枢》讲要"正指直刺，手如握虎"，有的穴位进针还要"手如探汤"，那么实际操作时，到底是怎样的？

先说身姿，身姿要"三正"，即身正、手正、眼正。

1. 身正

身正，术者站立患者床边，需腰身挺直，针灸的最高境界是针神合一，身姿不挺，很难入定。在实际针灸时患者常是卧位，我们针灸不可能不弯腰，弯腰可以，但不能屈背，陈枫教授最早扎针时就被老师石学敏院士拍打过后背。身正的核心就是：身姿挺阔，以定天地之根；开张胸臆，吐纳自然之气。

2. 手正

关于手正，2008 年北京奥运会的时候，国家奥运宣传片的摄制组到我们病区专门拍摄陈枫教授针刺时的手，为了几秒的一个镜头，拍了一下午，为的就是要把最正确且最漂亮的手型展示出来。手正就是持针时以拇指和示指指腹持捏针柄近针根部，环指指腹抵针体，手心空阔，要能容下一个鸡蛋。在教材中，提到另一只手辅助进针，作为压手，而实操时往往用进针之手的环指替代压手，环指指腹抵针体，指尖完成压穴的操作，因为临床时常双手左右两穴同时进针，这对手型的要求就更加严格，只有手正才能在分寸之间拿捏。

3. 眼正

眼正，一是利于找准穴位；二是眼神不漂移，利于敛神；三是稳患者心。试想，你和人讲话的时候，如果对方眼神漂移不定，那你的心里会怎么想？针神合一是需要医患共同参与的。

4. 手如握虎

手正是针刺操作的第一步，真正操作时又有很多要求，就像书法，很多人先掌握楷书，然后才能将行书、草书挥洒自如。下面就是手的进一步动作要求，"手如握虎"是针灸手法里最震撼的用词，为了理解该词，先来看一个故事。

陈枫教授刚毕业的时候在机关帮过两年忙，办公桌对面的同事是总参三部的转业军人，转业前在湖北的山区里当兵，山区夜里经常有豹子、蛇出没，有一天，这位军人外出巡线，走累了坐在大树下休息，一只豹子从树上窜了下来，情急之下，他掐住了豹子的脖子，死死不撒手，过了很长很长时间，战友找来时，他还在那里躺着，双手掐住豹子不敢松手，最后战友告诉他豹子已经死了，他才回过神来。后来大家分析，就是因为他是电话兵，经常铰电线，虎口的合力比一般人都强，所以才能把豹子掐死，换别人可能就完了。

"手如握虎"也是这样，一是持针有力，别人突然间不会把针轻易夺走，二是精神高度集中在针上，两点缺一不可。

5. 正指直刺

"正指直刺"中，正指实际就是前面讲过的手正，直刺是什么？是进针方向与皮肤呈90°角吗？若要平刺、斜刺怎么办？实际上正指的要点就是拇指、示指用力的方向与针尖在一条轴心上，这时针尖就是发力的点。这就是正指直刺的要旨。针体是有金属弹力的，不同品牌和同一品牌不同型号的针，其弹性系数是不一样的，因此，练习这种透达针尖的爆发力，并非容易的事情，这也可以叫针感吧。

有了以上的规范动作，下一步才是各种手法。

参考文献：

[1] 叶宇，吴凯瑞，徐芳园，等. 芒针透刺天突治疗中风后吞咽障碍的理论基础及临床应用探析 [J]. 湖南中医药大学学报，2024，44（4）：606 - 611.

[2] 冯起国，杨诚，艾群. 透穴刺法古今谈 [J]. 辽宁中医学院学报，1999，1（1）：34 - 35.

[3] 孟立强，王卫国，程艳婷. 透刺法理论探析 [J]. 江苏中医药，2013，45（1）：56 - 58.

[4] 庞俊，韩志勇，菲斯·理查德逊. 透穴刺法及临床应用 [J]. 中国针灸，2000，2：103 - 105.

[5] 王泽涛，袁宜勤. 透穴针法临床运用举隅 [J]. 针灸临床杂志，2004，20（11）：30 - 31.

[6] 许平. 针刺"培土开郁"组穴治疗肝郁脾虚型轻、中度抑郁症的临

床观察［D］. 北京：北京中医药大学，2019.

［7］骆第铖，胡慧芹，陈枫，等. 陈枫教授针刺治疗眩晕症经验［J］. 云南中医中药杂志，2022，43（4）：1－3.

第三章　针灸医话

一、如何快速精准取穴，提升临床针灸技能

准确的定位腧穴是针灸临床取得疗效的关键环节之一。腧穴定位在教材里都讲了，准确定位还困难吗？

难！陈枫教授带过数十名研究生，也收了很多"师带徒"的徒弟，他们对常用的足三里、阳陵泉的定位就五花八门。他们可都是受过本科教育的，有些人还已经在临床工作多年，实际操作时还是一塌糊涂。

至于某些有特殊要求的穴位，就更难了。譬如用环跳治疗坐骨神经痛，要求下肢有放电样感觉；用天髎治疗肩周炎，患者肩前要有下行的感传现象。大多的学生在患者身上比画来比画去，下针后竟还是如泥牛入海。

陈枫教授对学生的要求是，患者一躺下，医生的针也就下去了，患者的感觉也同时到位了，整个针灸过程如行云流水，一气呵成，中间几乎看不到找穴位的过程，腰背部的督脉穴位也应这样。督脉穴（图1）大多是在棘突下缘椎间隙中，胖一点的人通过体表很难准确判断，陈枫教授经常对学生讲，不要摸来摸去，一针下去就是椎间隙，准确率95%以上，能做

到吗？

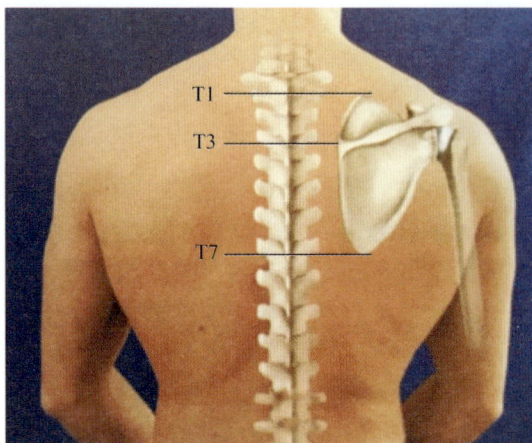

图1　督脉穴定位参考

作为一个好的针灸大夫，你必须做到。做到这一点，你要有解剖知识积累，有方法，有技巧，有经验，形成合力。

下面以"急脉"为例。

急脉是治疗前阴部疾病非常好的穴位，也是治疗大腿内侧疼痛非常好的穴位。找准了，有时一针见效，个别情况下一针即使疾病痊愈。急脉在教材中的定位：耻骨联合下缘中点旁开2.5寸。有的教材还加了一句话：避开股动脉。

一般耻骨联合上缘是阴毛的边际，下缘在阴毛中，医生若摸来摸去定位耻骨联合下缘中点，然后再旁开2.5寸，在腹股沟又摸来摸去找股动脉，对有些患者来说是有些尴尬的，至少也是要耗费一点时间的，所以必须快速、准确定位急脉。

下面是陈枫教授的小经验：腹股沟韧带、缝匠肌、长收肌构成股内侧三角（图2），患者稍有运动，肌肉就会显现，至少三角的两个边就确定了，股内侧三角也就基本确定了，加上耻骨联合中点的校准，可以保障一眼看出股内侧三角的准确率。股内侧三角的腹股沟韧带一边的中点就是急脉穴位。

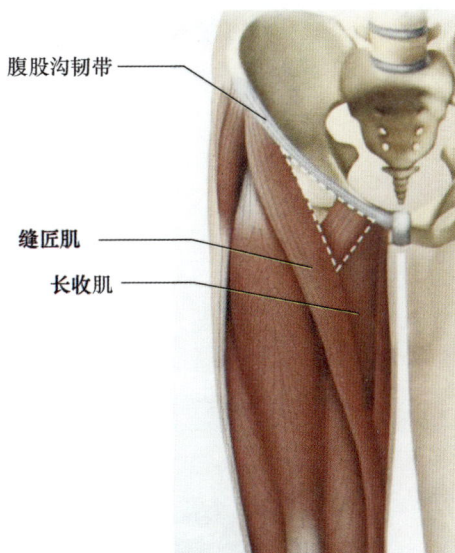

图2 股内侧三角

缝匠肌怎么找？看看图3。患者腿部一动，缝匠肌就能清晰显现出来，你大概就心里有数了。等患者躺好了你去扎针的时候，旁人的感觉是你看都没有看，针就下去了，且针感强烈，挺"神"的。

精准快速取穴是综合因素的结果，还有许多别的方法帮你准确定位。

有管理专家说过："一个简单的动作，重复一万遍也就不

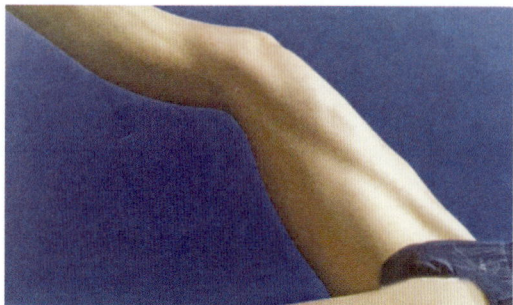

图3 缝匠肌走行全程

简单了"，取穴也是一样。业精于勤，手勤脑勤，经过一段时间的努力，精准快速的取穴是可以达到的。要记住，精准快速取穴不是为了给治病省时间，这只是副产品，与治病无关，目的是学会在众多因素的校准下准确定位腧穴。

二、"非穴部位"针灸的临床价值

很多人的成长都缘于一些特殊的经历，陈枫教授在青年时期接触过很多医学大家，尤其是针灸大家，这也为他今后的成功奠定了基础。本篇所讲与他早年间的工作经历有关。

陈枫教授自 1985 年开始，在当时的中国中医研究院也就是现在的中国中医科学院人事处担任专管技术干部，当时卫生部在中国医学科学院和中国中医研究院两家单位搞职务聘任试点，通过此项工作陈枫教授接触了全院范围内的专家，如朴炳奎、陈可冀、屠呦呦、程莘农、陆广莘、路志正、唐由之、王雪苔等泰山北斗式的人物。本篇所要讲的是王雪苔老先生。

针灸界应该很少有人不知道王老。王雪苔（1925—2008年），男，汉族，辽宁义县人。第一批国家级非物质文化遗产针灸项目代表性传承人，早年就读于沈阳医学院，后又学习中医，中西结合，尤专针灸，对针灸医学的继承、发展和在国际上的推广作出了卓越的贡献。曾任中国中医研究院针灸研究所所长、中国中医研究院副院长、中国针灸学会副会长、中国针灸学会高级顾问、世界针灸学会联合会第二届执行主席、世界针灸学会联合会终身名誉主席等职。主编《针灸学手册》《中国医学百科全书·针灸分册》《中国针灸荟萃》《中国针灸大全》《中国当代针灸名家医案》《雪苔针论》等著作。

在陈枫教授与王老的一次交谈中，王老提到了本篇所讲的"非穴部位"。针灸临床中，有些施术部位不是穴位点，但疗效甚佳。这里讲一个治疗呕吐的部位。敦煌残片记载："（P.3596）反胃方。灸两乳下三寸。"

临床上治疗恶心呕吐，按统编教材多取穴中脘、胃俞、内关、足三里，一些临床专家虽有其他的经验选穴，但胃经穴位还是首选的，如此看来，敦煌残片所载却是有些"离经叛道"了。

乳下三寸，当在期门与日月之间，乳头直下平第7肋间隙是日月穴，乳头直下平第6肋间隙是期门穴。期门、日月两穴分别是肝和胆的募穴。

什么是"非穴部位"？我们先给个定义，即体表部的某个位点，但不是经穴，也不是经外奇穴，当然也不能是阿是穴，阿是穴有治疗痛证之专用。

这些"非穴部位"在长期使用后，或许被纳入经穴或经外奇穴，但这很难，因为没有在临床广泛使用，也没有纳入针灸研究者和针灸院校教学的范围。

有人说期门穴最早见于《针灸甲乙经》，不知道依据是什么。期门穴名最起码在《伤寒论》时代就出现了，而《针灸甲乙经》晚于《伤寒论》，皇甫谧在《针灸甲乙经》序中就提到过张仲景，并艳羡不已。

张仲景《伤寒论》中讲："伤寒腹满谵语，寸口脉浮而紧，此肝乘脾也，名曰纵，刺期门。""伤寒发热，啬啬恶寒，大渴欲饮水，其腹必满，自汗出，小便利，其病欲解，此肝乘肺也，名曰横，刺期门。""太阳与少阳并病，头项强痛，或眩冒，时如结胸，心下痞硬者，留刺大椎第二行肺俞、肝俞，慎不可发汗，发汗则谵语，五六日谵语不止，当刺期门。"此处多为刺血。

之所以用一些篇幅提期门，主要是因为敦煌残片的"乳下三寸"离期门很近，先讲一讲期门是很有必要的，同时更重要的是想说明敦煌残片的乳下三寸不应是期门，一者定位有差异，二者如果是期门，它就没有必要再用"乳下三寸"的说法，而直接用肝之募穴或期门直接表达了。敦煌残片的医学相关内容大多源于唐以前的经籍或经籍抄本，还有就是东西融合的内容，譬如印度医学等。

陈枫教授在临床上的体会是：期门对于肝功能异常引起的呕吐效果还可以，若出现"瘀胆"，针乳下三寸效果更好一点。另外，术后的恶心呕吐以及糖代谢紊乱引起的呕吐，选乳下三寸亦不错。

三、辨阴阳脉，巧施针灸

颈项部有个人迎脉，手腕部有个寸口脉，这两处的脉是针灸临床的重点。

陈枫教授有一种辨阴阳脉取穴的方法，与上面的两部脉有关，不是去归纳症状的表里寒热虚实，只是辨脉。这是介于辨经、辨病、辨证之间的一种方法，这个方法看起来比较"中庸"。

人迎脉候阴气，候的是五脏之气，或者说是地气。寸口脉候阳气，候的是六腑之气，或者说是天气。在临床上摸这两部脉，比较哪个跳动得有力，并基于实用的原则粗略判断其强度谁是谁的一倍、两倍还是三倍，然后判断疾病是因于五脏之气的阴分病，还是因于六腑之气的阳分病，再去选穴治疗。

《灵枢》记载，人迎脉大一倍于寸口，病在足少阳经，大一倍且躁疾的，病在手少阳经；人迎脉大两倍于寸口，病在足太阳经，大两倍而躁疾的，病在手太阳经，等等。这时你在对应的经脉上取穴，疗效可期。

以"人迎脉大一倍于寸口"举例。有许多病是有人迎脉大一倍于寸口的表现的，如甲状腺功能减退、小脑损伤的运动性震颤、三叉神经痛、失眠等，然而你不用去过多考虑是什么病，属于哪个辨证分型，直接取足少阳胆经的穴位，如阳陵泉、足窍阴等，可能比你按指南或教材推荐的辨证取穴疗效更优。这同时也体现了"异病同治"的中医治疗特色。

如果再进一步研究，你还会意外发现有的震颤与甲状腺功能减退有关，有的甲状腺功能减退与失眠有关，这些可按"人迎脉大一倍于寸口"的疾病归类，它们或多或少存在着某些联系。其他大两倍、大三倍的情况也会有类似的规律出现。这是一条重要的路径。

我们大家现在一提摸脉就是摸寸口脉，一提中医治病就是辨证施治。针灸治病有时可以脱离这种惯性思维。

辨证论治是中医诊治疾病的一种重要思路或说是主要思路，到仲景时发挥到极致，成为中医药临床实践的特色和基石。但《黄帝内经》中一些疾病的诊治方法，有相当一部分是没有辨证的。什么病选什么穴针刺，简单明了，但这在当下的实际临床中似乎行不通。现在临床上写病历，不辨证都算不合格；搞临床课题研究，不辨证而想被通过也很难。

《黄帝内经》有载："胞衣不下，针昆仑而立坠。"这"胞衣不下"如果你一定要强行分出个证型来，分出这是肾虚的胞衣不下，那是血瘀的胞衣不下，或是血不养筋的胞衣不下等等，然后再去针灸的话，会出现两个问题：一方面，如果按不辨证分型就不是中医的逻辑，就会得出《黄帝内经》有相当一部分理论不是中医的假设推理结果；另一方面，你硬是分出若干证型，你后面就应该有若干对应的穴位，但遗憾的是，你用其他穴位真的没效，只有昆仑这一个穴位有效。那还有什么必要去分型呢？

再举个不辨证的例子，头痛，《中医内科学》分外感和内伤，内伤又分肝阳上亢之涨痛、肾虚之头脑空痛、脾失健运之头痛如裹等，然后用平肝潜阳的药、补肾的药、健脾的药一一对应。但针灸不是，针灸看部位，看疼痛是在前额还是巅顶，是后脑还是颞侧，然后取穴。

针灸治病，有时是辨病取穴，有时是辨经取穴，有时是按四时取穴，当然有时也是辨证取穴。

四、腰痛选穴的优化方案

如何学好针灸？陈枫教授认为，一方面是靠"学"，一方面是靠"悟"。

提到腰痛，很多人想知道针哪个穴位最好，能够一针就见效，不用"走脑子"。

这恐怕是电视剧看多了，大家对针灸的要求过高了。临床确实有一针见效的病例，但不是所有。不论怎样，针灸治疗腰痛疗效很好，在保守治疗中，针灸是非常值得推荐的选项。

腰痛的原因有很多，腰痛的针灸治疗取穴也有很多种。针对不同原因的腰痛，选好穴位，用对方法，或许能帮助你取得"立竿见影"的效果。

以下是陈枫教授30多年临床治疗腰痛的经验取穴，有的取穴是他承袭老师石学敏的；有的取穴是他在老少边穷地区义诊时跟当地的百姓或当地寺庙里的和尚、道士探讨出来的；有的取穴是他和朋友合作临床研究课题接触到的，如平衡针创始人王文远的"973"课题"平衡针疗法治疗颈肩腰腿痛的基础理论研究"，原北京针灸学会会长王麟鹏的北京市科委国际合作研究项目"非特异性下腰痛的针灸治疗"，以及杨金生教授的国家支撑计划项目"腰痛的刮痧治疗"，等等；也有的选穴是教材推荐的。

1. 四总穴

四总穴歌："肚腹三里留，腰背委中求，头项寻列缺，面口合谷收。"这恐怕是最传统、最正统的取穴了。然而，临床中你会发现，很多腰痛针刺委中并没有想象中那么有效。

委中治疗腰痛大多是作为配穴使用的，且对腰椎间盘突出和根性坐骨神经痛更加适用。委中在腘窝正中，针刺时应避开腘动脉。

"四总穴歌"有它的优势，也有它的局限性。牙疼取合谷，也是四总穴歌里的东西，但有许多患者牙疼时针合谷也并没什么效果。胃火牙疼中的上牙疼取同侧内庭才有疗效，才是最佳选择。

2. 腰痛点

这是经外奇穴，在手背上。腰痛点的准确位置是第2、3掌骨及第4、5掌骨之间，腕横纹与掌指关节中点处，一侧两穴。

有的医生临床用这个穴感觉效果不佳，可能是缺失了一个重要环节——运动，腰痛点治腰痛是"动针"操作。

腰痛点适用于急性腰扭伤、腰椎滑膜嵌顿等导致的腰痛。

3. 局部取穴

局部取穴时可以"百花齐放"，如取腰阳关、上髎、次髎、肾俞、夹脊等。

针刺局部取穴对于腰椎间盘突出引起的神经根性水肿、韧带损伤及炎症、椎管狭窄会有些帮助，但于关节紊乱、腰椎滑脱并无太多裨益。另外，非骨科疾病引起的腰痛，如妇科盆腔疾病引起的腰痛、腹腔的肿瘤引起的腰痛等也以局部取穴效果为佳。

4. 远端取穴

对于急性腰痛，一般远端取穴效果更好，远端取穴方法很多，《黄帝内经》有"刺腰痛论"专篇，主要讨论的就是远端取穴，并以辨经取穴为主，如果你不熟悉经络可以这样操作：腰痛痛连大腿外侧取昆仑、委中；痛连小腿外侧取飞扬；痛连小腿后侧取承山；痛连大腿内侧取急脉、太溪等。

临时抱佛脚可以这么取穴，但要维持稳定的疗效，配合局部取穴更好。

5. 液门、中渚透针

这是陈枫教授挖掘于五指山区的一种方法。2007 年中央慰问团医疗队赴五指山腹地，作为队长，陈枫教授有机会深入基层"访贫问苦"，在和当地的黎族老太太聊天时，得到这个治疗腰痛的有效方法。黎族是个很有历史的民族，黎有"美"和"客"的意思，纹着面的黎族是黎族的重要一支，在他们早先的民族文化中，妇女有病是要"赶鬼"的，有的时候会很"灵验"。老太太说腰痛时举行的"赶鬼"仪式中就有一个环节是在手四五指之间赤白肉际处扎针，还要深刺。回来后陈枫教授仔细琢磨了一下，这不就是液门透中渚吗？试着用了一下，发现临床效果不错，多有效验。

中渚是手少阳三焦经的常用腧穴之一，位于手背部，当第 4 掌指关节的后方，第 4、5 掌骨间凹陷处。液门在第 4、5 指间赤白肉际处。一般在临床上操作时，陈枫教授都是在液门处进针，直至中渚体表位置的下方，然后做提插。

这个方法治疗急性腰扭伤效果甚好。

五、续腰痛选穴的优化方案

两目直视，瞳孔直上，眉上一寸的穴位叫"阳白"，两个阳白连线的中点，是个非常重要的点，大家先记住。

这个点位于督脉上，但它不是经穴，也不是经外奇穴，是平衡飞针治疗腰痛的进针点，施针时要求针向邻近穴位，似是从穴位上飞出来一样，根有所属。同时，技术操作方面，在原平衡针治疗腰痛的基础上，改进手法环节加入了《针灸大成》中的针法："四曰赤凤迎源，展翅之仪，入针至地，提针至天，候针自摇，复进其元，上下左右，四周飞旋。"综上，暂给起个名字叫"平衡飞针"，毕竟有句老话说"名正则言顺"。

补充个小知识，"飞"有漂浮、悬离之意，是很古老的汉字，也是一级汉字。汉字分三级，对于这，有些人好像不太清楚。很常用的汉字叫一级汉字，共有 3500 个；比较常用的汉字叫二级汉字，有 3000 个；三级汉字收字 1605 个，收录的是姓氏人名、地名、科技术语等。

接着讲腰痛的治疗，腰痛如果按部位细分，无非就是左侧腰痛、右侧腰痛、正中腰痛。平衡飞针治腰痛的操作和原则如下。

取 2 寸的针，从刚开始讲的部位进针，平刺。如果是左侧腰痛，进针后针向右侧阳白，若见针尖将阳白处的皮肤顶起就算扎到位了，这实际是向阳白的透刺；如果是右侧腰痛，按以上操作针向左侧阳白；如果疼痛是在腰的中央，针向下，抵印堂。头面部穴位见图 4。

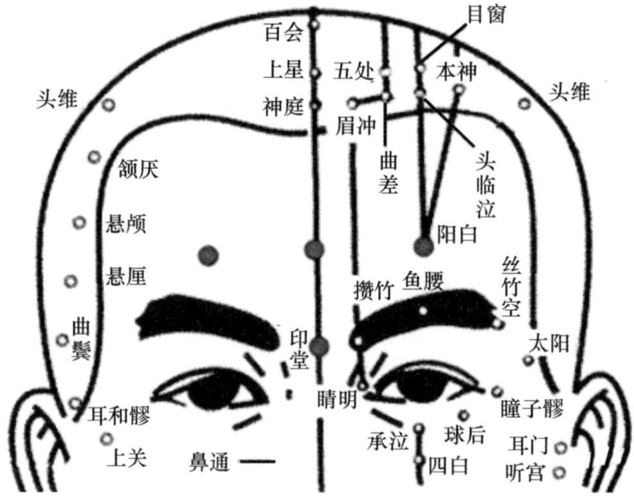

图4 头面部穴位

印堂在哪？在两眉内侧端连线中点，一说属督脉，一说是经外奇穴。周围局部区域也叫印堂，"相学"多用，看人的运势。这些东西，有的人信，有的人不信。就像根据生辰时间给孩子起名字，算生旺休囚，算食神、伤宫，算偏正印、偏正财，然后再结合要起名字的笔画数算天地人格。信与不信先放一边，最起码是一个良好的祝愿，就像屈原的《离骚》开篇就讲自己的名字是怎么来的。

"帝高阳之苗裔兮，朕皇考曰伯庸。

摄提贞于孟陬兮，惟庚寅吾以降。

皇览揆余初度兮，肇锡余以嘉名。

名余曰正则兮，字余曰灵均。"

意思就是，我是高阳帝的后代，我的爸爸叫伯庸，他根据我出生的时间，仰观天象，给我取了一个好名字，名正则，字灵均。后来屈原把自己名字改成屈平，字原，这是后话。

再扯远点，屈原是芈姓屈氏，就是《芈月传》那个芈姓，芈家、屈家是一家子，是一个祖先。"姓"是源于母系社会，是源于母系的血缘；"氏"是源于父系社会，是源于父系的血统。姓比氏要古老。我科有个大夫姓熊，熊氏也是源于芈姓。

许多非医学的知识和文献对完善我们的知识架构，让我们更好地认识疾病与人会有帮助。就像陈枫教授常提到的糖尿病与司马相如"长卿病"及杜甫诗中对糖尿病证状的描述等。"久病成医"这个词就是源于屈原的诗《九章》，原文是"九折臂而成医兮"，胳膊折了许多次后你自己就成了骨科大夫，所以叫"九病成医"，后来把"九"变成"久"，就成"久病成医"了。

平衡针治疗腰痛是平衡针创始人王文远的课题项目，我们作为多中心临床研究合作单位，在系统的临床观察中注意到该方法对于椎间盘病变的疗效优于对腰肌劳损和韧带钙化的疗效。和王麟鹏教授合作的关于贺氏三通法治疗非特异性下腰痛的效果的课题研究则显示，贺氏三通法治疗腰肌劳损和韧带钙化等效果更优。

现在有关中医适宜技术的研究偏重于规范化操作研究，可能是因为基于规范化操作利于临床标准的制定和适宜技术的辐射推广等，但有其弊端。

针灸操作容易形成个体化技术优势，扼杀这种优势会僵化技术特色本身。好比书法，如果过于强调标准化，必然削弱其艺术魅力和审美价值。而针法"审美"价值的最终体现是在疗效上。无论是平衡针治疗腰痛，还是贺氏三通法治疗腰痛，在准确取穴和标准操作基础上，也会有疗效差异，如果除外患者因素，操作者的操作体验至关重要。如平衡针对于半边腰痛向对侧阳白进针，其实不应简单地把针从 A 点刺入 B 点，而是针到 B 点后的"引气"，就是陈枫教授后来加入的《金针赋》里的东西，这个"引气"方案里没有，这可能是导致技术结果差异的一个重要原因。

六、鬼眼点揉

1. 刮痧治疗腰痛

刮痧治疗腰痛取肾俞、至阳、委中等，按泻法操作，对腰肌劳损等效果突出。

上述穴位的位置不再赘述，直接说操作：用刮痧板的角抵压穴位，在不离开皮肤的情况下旋揉，若皮下正好有条索样物，几次后会揉散。然后再在两侧腰夹脊和腘窝刮拭出痧。说白了，第一步是穴位点揉，第二步是区域刮痧。刮痧板点揉穴位的手姿见图 5。

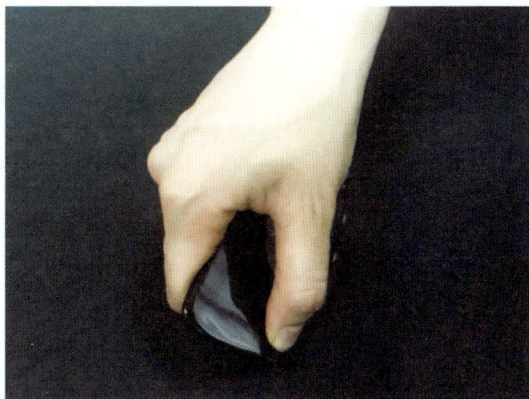

图 5　刮痧板点揉穴位的手姿

陈枫教授和杨金生教授曾经合作过一个有关刮痧治疗腰痛的临床研究的课题。杨金生教授把刮痧疗法从民间挖掘出来，并发扬光大，而且组织大家一起为刮痧制定了国家标准。

后来陈枫教授让学生申霖来把常用的治疗腰痛的后溪针刺和刮痧结合起来，以期最大限度地提高疗效，并作为课题研究，完成论文《针刺配合刮痧治疗腰肌劳损 60 例》，发表在《世界中医药》杂志 2012 年第 1 期上，大家有兴趣可以参阅。

2. 鬼眼点穴揉筋

如果说刮痧治疗腰痛是基于皮部理论，那么下面这个方法就是基于经筋理论。

点揉部位在鬼眼和第五腰椎棘突下的腰骶关节，以及承扶。大多数人趴在床上，露出后腰，就会在第四腰椎上下出现两个凹陷，这就是鬼眼，也有人把这个地方叫"腰眼"。

揉筋可以作为独立的方法，也可以和按摩治疗腰痛相结合。按摩治疗腰痛有一整套手法，疗效不错。一般点揉穴位后常配合腰部按摩，这里要补充的是按摩中的滚法。

陈枫教授操作的滚法是这样：手微握拳，以手背尺侧缘为轴，并为一边，第二至第五指掌关节连线为一边，以第二指掌关节至手背腕横纹尺侧端连线为一边，形成一个三角面，与皮肤接触，来回滚动，操作滚法。

之所以要详述滚法，是因为点揉鬼眼穴后，要在腰夹脊操作滚法5分钟。这套操作陈枫教授在国外给某国元首做过，疗效很好。大家可以试一下。

腰痛的治疗方法很多，很多专家都有独到的见解和高超的技术，譬如头针，譬如脐针，再譬如董氏奇穴等。学无止境，方法介绍仅仅是皮毛。近现代国学大师熊十力说："学义有二，一曰效，二曰觉。"大家学习时要用心体会，并在临床上锻造出炉火纯青的技术技艺，为患者服务。

七、卵巢早衰的针刺治疗总体观

宋·严蕊的一句"花开花落自有时，总赖东君主"道出了不少身不由己的无奈和春去不复的感慨。女人如花，卵巢功能恰似主宰女人"花开花谢"的东君。卵巢功能衰退是女人不愿意见到的。而在临床中，卵巢早衰（premature ovarian failure，POF）的人似乎越来越多，越来越低龄化。

一般诊断卵巢早衰必须满足三个条件：①年龄40岁以下；

②闭经时间＞6个月；③两次（间隔1个月以上）卵泡刺激素（FSH）＞40 mlU/ml，雌二醇＜50 pg/ml 和抗米勒管激素（AMH）＜0.1 ng/ml。有的专家说40岁可以改为35岁了，因为现在35岁以下的女性卵巢早衰的现象已开始大量出现了。

以前认为卵巢早衰较为罕见，且不可逆，如今看来并不尽然。临床中确有卵巢早衰患者部分功能恢复和自然怀孕并成功分娩的案例。

卵巢早衰大概与遗传因素、自身免疫、感染因素、毒素及环境因素有关。卵巢早衰的诊断不难，难的是治疗，对于有生育要求的患者，应充分考虑治疗方法所带来的潜在风险。西医药物治疗影响患者的糖代谢、脂代谢，存在着心血管疾病和骨代谢异常的风险，因此中医治疗，特别是针灸治疗就显得重要了。

越来越多的研究表明，针灸可以有效促进和调整卵巢功能。《针刺研究》《生理学报》等中西医和生命科学专业杂志上多有报道。对于未涉猎过中医的朋友来说，听这些比听"岐伯曰：女子七岁肾气盛，齿更发长。二七而天癸至，任脉通，太冲脉盛，月事以时下，故有子"更容易接受些。

卵巢早衰的治疗应强调整体观，整体观包括如下几点。

1. 注重针灸取穴的总体方案

针灸取穴时要考虑卵巢早衰与其他脏腑的相关性，肾、子宫只是问题的爆发点，但不是全部；要考虑年运特征；还要考虑基于女性生理特点的穴位统筹。

《黄帝内经》中对医生提出的要求："不知年之所加，气之盛衰，虚实之所起，不可以为工也。"

2. 注重针药并用

针与药功用有异，这在《黄帝内经》中早有论述，针以调，药以攻。具体应用时，中药治疗以辨证为主，重调肾、脾；针灸治疗以辨经为主，多取冲、带，但不离督、任，同时，对于内膜薄者可加神门穴和足窍阴穴，对于子宫内膜厚者可考虑加公孙穴。

药物治疗时可以加用谷维素片，但是药物说明书的推荐剂量"每次 1~3 片，每日 3 次"只是维持量，真正用时，应为每次 3~4 片，每日 3 次。这是陈枫教授的个人经验，不妨试试。

陈枫教授在治疗卵巢早衰的临床中逐渐形成"三元培宫"指导思想，同时对元阴、元阳和元神进行调理，以期三元互根互用，最终达到改善卵巢功能的目的。

3. 注重身心同治

越来越多的研究证明，心理健康与疾病密切相关，卵巢早衰也不例外。至少在愉快的心情下，体内 5-羟色胺和脑肠肽水平都是增加的，这些最终都能影响下丘脑，影响卵巢功能。陈枫教授在给年轻男性抑郁症患者治疗时，有时会说："回去找同事喝点儿酒，打打麻将去！"话有些搞笑，但个中道理是类似的。

以前媒体提出过一句话"关爱乳房"，这可能是基于乳腺癌的高发对女性生命和家庭的影响。现在"关爱卵巢"可能同等重要或更重要。患者自己能做到的有几点：①调心情；②防感染；③常保暖。除外遗传因素等不可抗力，做到了这几点，就能基本上护住自己的卵巢。

八、穴位统筹和卵巢功能持续改善

"统筹"是非医概念，包括规律性、计划性、兼顾整体、可预见性、可操作性等多方面含义。临床有些病的治疗取穴有类似之处，可以叫"穴位统筹"。

早在 1998 年的时候，陈枫教授就做过妇科病穴位统筹，见表 1。

表 1　妇科病穴位统筹

月经期				
卵泡期			黄体期	
优势卵泡增殖期			黄体分泌期	
	血海穴、气海穴	子宫穴	中脘穴、阳陵泉穴	
第 1 天		第 14 天		第 28 天

我们现在临床取穴有辨证取穴、辨经取穴、辨病取穴、经验取穴等，但这些取穴多是在某个时间断面上的综合评价后的结论。两个截点之间取穴缺乏线性关系。

临床上线性关系是必须要考虑的，尤其是妇科临床。

1849 年德国生理学家阿诺德发现公鸡的鸡冠与行为之间

的关联，阉割的公鸡鸡冠萎缩，好斗性消失，对母鸡失去兴趣，由此有了激素的概念和探索。1910 年霍曼等逐渐发现垂体和性腺的相关性，至 1920 年前后，Zondek 针对黄体和卵泡生成提出了系统的认知，《黄帝内经》中的"天癸"有了现代科学的基础，也为妇科疾病不同时间点上的线性关系提供了依据。

"月事以时下"，由于神经内分泌因素对卵巢黄体等的调节，月经周期里的每天都是不一样的，促排卵的时候要监测卵泡，就是因为这种连续性、线性变化，也因此要求我们取穴应有连续性变化的应对，要强调两个时间点上取穴的关联性和连续性，而不是一穴或一组穴位的持续使用。

在临床使用子宫穴治疗卵巢早衰、帮助备孕等时一般都是在患者月经来潮前一周先取血海，针 1 次，以养血调经，之后复诊再针取子宫穴，这里的取穴就统筹了两个时间点。

线性关系的本质是两个变量之间存在的函数关系，这种关系是一次函数关系。将妇人卵泡发育变化和穴位统筹满足这种线性关系，也应该算是"精准医疗"的一部分。精准医疗是很多国家包括美国和中国医学发展追求的目标。

以上是陈枫教授调整卵巢功能的穴位统筹，或者叫系统取穴法，这个命名是否妥当，可以商榷，其临床应用价值与名字无关。穴位统筹对大家而言是一个全新的概念，需要一个吸收理解的过程。其用于多个系统的疾病，这里只是以卵巢疾病为例，做个简述。

九、单穴针刺及卵巢功能衰退的逆转

与浩如烟海的中药方剂相比，确实很少有针灸处方被记录在古医籍中。但穴位配伍不乏经典，如俞募配穴法、原络配穴法等，而实际临床中，往往还会出现这样的状况，即一个穴位一针奏效，这时再过于强调穴位组方，似乎不必，例如妇科疾病的针灸治疗。

越来越多的妇科病如不孕症、卵巢早衰、子宫内膜异位症、子宫肌瘤等，其针灸治疗的疗效和魅力在逐渐地展示出来，特别是卵巢早衰。临床中单一穴位（譬如子宫穴）的使用，便可以对卵巢早衰的逆转进行有效干预，这种干预对施针者的施针精度、深度和方向提出了更高的要求。

我们先用很少的篇幅复习一下子宫穴。

【定位】子宫穴是经外奇穴，左右各一穴，位于脐中下 4 寸（中极）旁开 3 寸。

【出处】明代《针灸大成》。

【局部解剖】在腹内、外斜肌处；有腹壁浅动、静脉；布有髂腹下神经。

【功用】温经益肾，化瘀生新，调补冲任。

【主治】子宫脱垂，月经不调，痛经，崩漏，不孕，疝气，腰痛。

【刺灸法】直刺 0.8~1.2 寸；可灸。

陈枫教授认为，许多经外奇穴具有显著的疗效，如胆囊穴，临床研究发现该穴针刺后可以直接促进胆管蠕动，因此常常用于胆结石的治疗，于激光碎石和药物排石之外，提供了一条新的治疗途径。子宫穴也是这样。他在临床使用子宫穴治疗卵巢早衰、帮助备孕等时一般都是在患者月经来潮前一周先取血海，针 1 次，以养血调经，之后复诊再针取子宫穴。

子宫穴的针刺技巧在于深刺，统编教材一般建议直刺 0.8~1.2 寸，陈枫教授建议直刺 2~2.5 寸，且针尖略向脐部，隔日针 1 次，共针 3~5 次，多效验。

陈枫教授认为，单穴针刺在临床上并不多见，可能与下列原因有关。

（1）医者对单穴针刺掌握不精，使其疗效欠佳。针灸是个体化技术，容易形成技术壁垒，形成所谓不传之秘。这是针灸发展必须解决的问题。

（2）单穴针刺对医生的针刺操作技术提出了更苛刻的要求。

（3）除痛症、运动障碍常单穴针刺有效且患者能接受外，大多情况下，患者是不愿意接受单穴针刺的，他们会认为自己辛辛苦苦跑到医院，又挂号又排队，医生扎一针就让走，不应该。实际上，在针灸临床实验研究中，假针组的安慰作用确实也有一定有效比例存在。

单穴针刺可以类比中药方剂的单方、验方，作用靶点明确，疗效显著，是有待挖掘和发扬光大的。

十、经筋刺法——针灸医美（一）

提到针灸医美，你需要掌握另一些知识——经筋、皮部。经络和穴位的知识是比较普及的，大家对十二经筋与十二皮部知识的了解要少一些。

十二经筋和十二皮部相关知识的系统学习可以参阅教材，不再赘述。但有些知识应该补充一下，它们对学习中医的人应该会有帮助。譬如《黄帝内经》里谁是"经筋专家"？很多院校毕业的学生也不了解，就连一些博士研究生、硕士研究生对此也很茫然。

换个视角看《黄帝内经》或许能启发你的创造性思维。我们学《黄帝内经》都是一条一条学，极少有人深究里面的人物背景。黄帝问周围的大臣关于人体和自然的一些问题，大家争先恐后地回答，岐伯、少师、伯高、雷公、少俞等群贤环侍，但你考虑过这些人的身份背景吗？这里岐伯是"内科主任"，伯高和雷公是"外科主任"，甚至有可能伯高是"正主任"，雷公是"副主任"。为什么这么说？在《黄帝内经》里岐伯回答的多是内科问题，形态学方面的几乎不回答。雷公是外科专家，外科大夫直率，爱抢答，但讨论的是内科问题，从外科视角看内科，有时难免答错，黄帝要"斥责"的，让岐伯再答，最后黄帝满意地说"善哉"，大家回忆一下是不是有这样的段落？而谈到形态学方面问题的时候，岐伯便很少做声了，这时雷公回答，黄帝也没说什么，因为雷公是外科专家，还有什么好说的呢？讲这个问题会使我们对一些人物的言论进行系统性讨论和研究。譬如雷公是经筋专家，通过雷公的言论，可以探索经筋本质的一些东西。这里讲医美，不讲《黄帝内经》，所以不展开讨论。

十二经筋中手三阳经筋和足三阳经筋在头面部是有连结的，有许多观点是与现代医学相契合的，譬如目上纲为太阳经筋，目下纲为阳明经筋，乳突为少阳经筋，与面神经分布相吻合，同时以此为指导治疗面瘫，根据患者损伤部位，有重点地选择经筋针刺，比一般针灸治疗效果更好，且几乎不留后遗症。相比之下，经筋刺法对已在外面经过各种治疗的面瘫后遗症疗效要差些。

讲经筋是为了教大家用经筋刺法治疗面部的皱纹。面部有些地方是爱长皱纹的，这些皱纹不论叫什么名字，无外乎三种：运动性皱纹、重力性皱纹、容量相关性皱纹。根据皱纹产生的原因，可采取一些相应的策略。比如肉毒毒素通过抑制肌肉收缩而用于运动性皱纹，而玻尿酸对于重力性皱纹和部分容量相关性皱纹会有些改善。但这些方法持续的时间并不长久，顶多半年，而且后面继续应用的话，效果越来越差。对于爱美的女性来说，这不算是个好消息。

针灸对于以上三个类型的皱纹都会有些帮助，至少能让你比同年龄组的人显得年轻，但理智地说，我们不可能将一个70岁的人的皮肤变成50岁或40岁人的那样，这是违背自然规律的，"逆生长""冻龄"只是哄人高兴的话。什么时候科技能让人不死，什么时候才会有逆生长和冻龄。我们能做的是放慢变老的速度，通过一系列有效的干预，让人看上去比同龄人年轻三五岁，仅此而已。

经筋和皮部是颜面形象构成的基础，其中经筋的改善可以通过很多途径，如针灸、按摩、温熨、药物贴敷等。这里只介绍一种简单有效的经筋针刺方法——透刺复合改良合刺针法。这是陈枫教授治疗经筋病经常使用的针刺方法，最早用于中国中医科学院第一批优势病种的治疗（改良合刺针法治疗癫痫），合刺针法源于《黄帝内经》，陈枫教授在此基础上进行了改良，相关信息可以查阅文献。合刺针法是在穴位处进针后向前后左右四个方向斜刺，每向一个方向斜刺后即退到天部，改向另一个方向斜刺。陈枫教授将之改成一穴四针，便于经筋处的"布气"和"聚气"，这是有别于普通经穴刺法的"新名词"，不妨碍经筋美容的基本操作和效果。透刺复合改良合刺针法见图7。

总结一下，经筋针刺可以改善面部皱纹，大家应用时要记住以下选穴规律和操作要点。

（1）熟悉十二经筋分布，至少要清楚手三阳经筋和足三

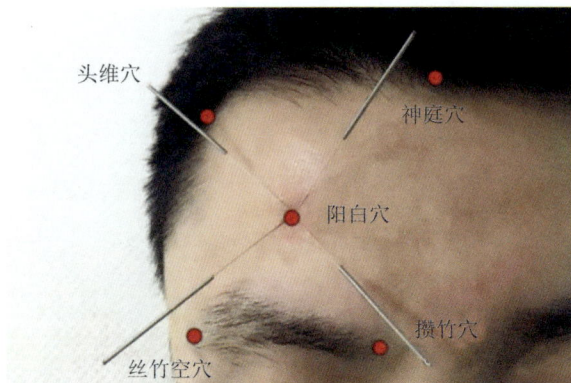

图 7　透刺复合改良合刺针法

阳经筋在头面的分布，可以先查书，然后熟记。

（2）哪一个部位的皱纹，取哪一个部位的经筋穴位，如果存在两个以上的穴位，取近皱纹中央区域的穴位。

（3）采用改良合刺针法施针。

（4）配合（2）选相应下合穴。皱纹部位所属区域是哪一经筋，则取其所属经络上的下合穴。如足阳明经筋，取足阳明胃经上的下合穴足三里。

我们可以追求美的生活，但不要偏执，否则就会走向病态，反而困扰我们自己。《维摩诘经》有这样一句话："何谓病本？谓有攀缘，从有攀缘，则有病本。"美丑既分，则爱憎并炽，病由从生，禅宗有"狂心顿歇，歇即菩提"之说。最美的当属自然的，与其每日对镜自怜，不如放下"羁绊"，过从容、自在、优雅的生活，然后慢慢老去……

十一、五脉一穴——针灸医美（二）

我们知道有些穴位是两经交会或多经交会之处，最具代表性的是三阴交，它是足太阴脾经、足少阴肾经和足厥阴肝经三经交会的穴位。有专家说三阴交可以一穴调三经，特别是三经同病的情况下取之更佳，一般三阴交所主疾病以妇科病、脾胃病为主；但也有一部分专家认为这个穴位的疗效没有描述的那么好。

在我们面部，有个穴位和五条经脉相通，也因此五脉一穴同功，这就是睛明，其功用在《针灸聚英》和《针灸资生经》有些记载，可治 29 种疾病。

是哪五脉呢？手、足太阳经和阴、阳跷脉，以及足阳明经。

这个穴位在医美领域治疗眼袋效果堪佳。治疗眼袋，睛明是主穴，一般针刺方法是进针 4 分，以候气。如果是男性，阳跷脉易早衰，补用申脉；如果是女性，阴跷脉易早衰，补用照海。《灵枢·脉度》又讲："男子数其阳，女子数其阴，当数者为经，不当数者为络也。"故于男子，复加养老穴；于女子，复加至阴穴。

这是治疗眼袋的基本取穴。若眼袋有色素沉着，针刺时可取睛明向承泣透刺。如果是卵巢早衰的患者，加灸中脘、足三里，效果会更佳。特别要说的是，卵巢早衰的诊断年龄已经提前，由最早的 40 岁提前到了 35 岁。一些年轻的女性患者出现眼袋，不应只考虑医美问题，要考虑和内分泌问题一起解决。

一般认为眼袋的形成是遗传、劳累等因素综合作用的结果，治疗多从脾主肌肉论治，加之局部又恰是足阳明胃经分布，所以取睛明穴是比较传统的诊治。

临床针灸治疗往往会忽略奇经八脉的作用和交会穴的作用，多想一步，有时会事半功倍。眼袋的治疗就是这样，跷脉是容易被忽略又是很关键的。如果读过这篇文章你只得到"睛明穴可以治眼袋"这一个知识点，那你确实忽视了太多有益的东西。譬如，为什么男性阳跷脉易早衰？为什么补用申脉？如此等等。

十二、黄褐斑的针刺——针灸医美（三）

从敦煌残片来看，敦煌医方对于颜面部疾病的治疗重在祛湿，解毒，化瘀。这至少表明，晚唐之前颜面部疾病的病因多责之于湿、毒、瘀，并成为主流学术思想。当然，这也为我们临床上治疗颜面部的黄褐斑提供了一条重要思路。

其实现代美容业几乎所有的产品及方法，如洗面奶、面膜、面泥、面部熏蒸等，都是源于隋唐或更早，且都有成方成药，譬如用牛奶加质土做成的洗面奶，当然还有用其他配方做成的洗面奶。目前韩国几乎所有知名品牌的颜面美容产品看起来神乎其神，其实配方大都源于我国的唐宋时期的相关记载。

陈枫教授最早治疗黄褐斑所产生的奇效是他在治疗妇科病时无意中发现的，之后便对此格外关注，并进行归纳和整理，使之尽可能成为体系，并形成专病配方。陈枫教授治疗黄褐斑以湿、毒、瘀为出发点，更注重其中的瘀，他认为湿毒壅盛可以致瘀，气滞也可成瘀，血虚营气失荣也可为瘀。

以下是陈枫教授治疗黄褐斑的经验。

1. 穴位

穴位包括阳白、四白、列缺、蠡沟、太冲、气冲、石门。取穴请参照中华人民共和国国家标准《经穴名称与定位》（GB/T 12346—2021），不再赘述。

2. 操作方法

（1）阳白：针向下，平刺0.5寸。

（2）四白：直刺0.3寸。

（3）列缺：斜向上30°角，直刺0.3寸。

（4）蠡沟：贴胫骨后缘直刺1.5寸。

（5）太冲：直刺0.5寸。

（6）气冲：向阴毛"曲骨"方向斜刺0.3寸。

（7）石门：直刺1.0寸。

3. 疗程控制

一般每周3次，2周为1个疗程。3个疗程观察疗效，疗程间间隔1周。

4. 小结

黄褐斑多责之于瘀，而瘀之为患，或气滞而成，或血虚而成，这是辨证要点，也是我们针灸手法补泻的关键指征。

十三、颜面比例的针灸干预——针灸医美（四）

大家可能注意到这样的事情，有些人年轻时"丑"，但越老越漂亮。还有就是日常生活中会出现一些人老得慢，一些人经不住老，这是为什么？

这主要是五官比例变化或"移位"的结果。五官会"移位"吗？会的，人的五官随着年龄的变化而变化。随着年龄的增长，人的额、面宽度会缩小，两眼内角间距也会缩小。人的眼内角有个小皮褶，叫"蒙古褶"，有人说是这个地方的变化导致眼内角间距缩小。这个很有意思，照照镜子看看自己有没有这个"蒙古褶"。与此同时，随年龄增长口角宽度会变大，嘴唇会变薄。再有就是随着年龄的增长耳朵会越来越长，耳的宽度也会增加。不难看出皮肤、肌肉、筋膜的改变可以改变五官的比例和位置。针灸可以改善这些组织器官的生物活性，进而改变五官比例位置，以期达到美学要求，至少可以延缓五官"移位"。

大家似乎有个误区，认为医美是"换颜术"，扎几次针、喝几剂药就变了一个人，这未免要求过高。整形手术可以"换容"，但目前的技术水平会带来很多问题，如美容术后近期的面部呆板僵硬，以及随年龄增长手术区域与周围衰老的组织之间的不和谐。

不论是什么样的手术，术后有相当一部分人会出现面部的肌肉僵硬，以及整形组织与周围组织的不协调，说明白一点就是一眼看去很"假"。临床上经常会遇到这样的情况，患者苦不堪言，感觉整容像毁容，最终选择针灸，就目前来讲这的确是最好的选择。

针刺对人的皮肤、肌肉和筋膜等组织具有积极的影响，相关实验报告可谓汗牛充栋。例如有研究显示，针刺可有效加快运动后骨骼肌的微损伤修复；还有一项研究证明，针刺能促进大鼠急性骨骼肌钝挫伤后肌肉再生，加速组织愈合的进程并提高愈合质量；另有一项研究表明，针刺足三里穴可以从转录水平上抑制脾气虚大鼠肌肉组织内线粒体自噬相关因子 MUL1 的过表达，稳定 ULK1 的调节作用，参与线粒体自噬的调控作用。相关研究和实验太多，不再列举。针刺可以有效改善我们的肌肤，这从电生理、组织细胞水平、生化等角度都已得到证实。

以下是陈枫教授对医美整容后面部组织功能恢复和比例位置和谐的针灸干预经验。不管医美时脸上"动"了哪儿，怎么"动"的，按部位选穴讨论是最清晰的。针刺这些穴位的终极目标就是促进五官比例和谐、位置恰当，表情肌自然自如。

1. 眼周

（1）选穴：阳白穴、太阳穴。

（2）操作。

1）阳白穴：针尖向鱼腰，平刺1寸。

2）太阳穴：向前与垂线呈45°夹角，平刺1寸。

2. 鼻

（1）选穴：攒竹穴、迎香穴。

（2）操作。

1）攒竹穴：眉头端。直刺0.3寸。

2）迎香穴：平鼻翼中点，鼻唇沟处。直刺0.3寸。

3. 口角

（1）选穴：地仓穴、巨髎穴。

（2）操作。

1）地仓穴：口角旁0.3寸。直刺0.3寸。

2）巨髎穴：瞳孔直下，平鼻翼下方。直刺0.3寸。

4. 颧

（1）选穴：颧髎穴、下关穴。

（2）操作。

1）颧髎穴：目外眦直下，颧骨下缘凹陷处。直刺0.5寸。

2）下关穴：在颧骨下缘中央与下颌切迹之间的凹陷中。直刺1寸。

5. 下颌

（1）选穴：颊车穴、地仓穴。

（2）操作。

1）颊车穴：下颌角前上方，咀嚼时肌肉隆起时出现的凹陷处。斜刺 1 寸。

2）地仓穴：口角旁 0.3 寸。直刺 0.3 寸。

以上穴位一般一周针刺 3 次，大多数患者一周后就有效果，对于削骨以及注射玻尿酸、肉毒毒素等之后出现的面部症状都有很好的效果，也能很好地促进植入物与患者自身正常组织的融合。

第四章　针灸验案

一、肝胃组穴治疗痿证

孟某，男，57岁。

初诊：2021年1月18日。主诉：四肢无力、麻木1个月。2020年12月16日患者急性胆囊炎后突发腰腹部以及下肢近端疼痛，四肢无力（双下肢明显），有麻木、酸胀感，基本对称，呈持续性，逐渐加重。12月19日不能独立行走，迈步困难，需轮椅代步，坐起需要扶，其间出现排尿费力、尿频、尿急，偶有尿失禁，同时出现睡眠障碍，持续数天不能睡觉，陆续至数家医院就诊。头颅磁共振、颈胸腰椎磁共振提示颈椎椎间盘突出，胸腰段背侧脊膜强化影，其间曾服用阿莫西林、复方盐酸伪麻黄碱缓释胶囊、奥美拉唑、安宫牛黄丸，疼痛较前缓解，但肢体无力未见好转，同时出现右手姿势异常。2021年1月16日至北京协和医院门诊就诊，被诊断为"神经根脊髓炎？"，接受维生素 B_1、复合维生素、甲钴胺营养神经治疗。因北京协和医院暂无床位，患者欲求针刺治疗减轻症状，故来诊。

刻下症：四肢无力，双下肢尤甚，迈步困难，需轮椅代步，伴有麻木、酸胀感，基本对称，呈持续性，逐渐加重，头晕，睡眠障碍，持续数天不能睡觉，排尿费力、尿频、尿急，偶有尿失禁，大便不通。查体：神清语利。高级皮质功能未见异常。颅神经征（-）。双上肢近远端肌力及双下肢近远端肌力均为Ⅱ级。双下肢近端肌肉饱满，余肌肉未见萎缩。右上肢肌张力略高，余肢体肌张力正常。四肢腱反射减低，病理征（-）。双手针刺感觉灵敏，双下肢近端针刺感觉迟钝。双手指鼻欠稳准，跟-膝-胫试验（-）。姿势步态正常。

中医诊断：痿证。

针刺取穴：选用肝胃组穴加减。取穴风池、完骨、悬颅、阳白、极泉、尺泽、曲池、内关、神门、太渊、委中、阴陵泉、足三里、上巨虚、下巨虚、三阴交、中封、内庭。

操作：患者取卧位，针刺后行平补平泻手法，得气后留针30分钟。针灸治疗3次后，四肢无力症状减轻，双下肢肌力由Ⅱ级恢复到Ⅲ级，双上肢肌力由Ⅱ级恢复到Ⅳ级，排尿恢复正常。后患者到北京协和医院住院，停止针刺治疗。20余日后从北京协和医院神经内科出院复诊，自觉双下肢无力症状较以前加重，依然不能自己行走，因为没有明确的治疗方案，要求出院，复来针刺。又针刺4次后，患者头昏症状消失，四肢肌力恢复至Ⅴ级，能独立行走来诊。2个月后患者每日能锻炼行走1000余步。

按语： 患者以"四肢无力，双下肢尤甚"为主要症状，故中医诊断为"痿证"。"治痿独取阳明"是自《黄帝内经》以来千古不变的大法，故重点取阳明经穴位，但是要加穴位，即加上肝经穴位，原因在于治疗"痿证"还有一个大的理论指导，即"肝为罢极之本"，《医门法律·脏腑赋》曰："人身运动，由乎筋力所为，肝养筋，故曰罢极之本。"辅助选穴是针对头昏、失眠、排尿障碍等症状的。头部穴位选了风池、完骨、悬颅、阳白等，四肢穴位选了神门、太渊、中封等。

二、针药结合治疗长年低热

王某，男，36岁。

初诊：2020年10月19日。主诉：持续低热1年半。患者1年半前无明显诱因出现持续低热，每日下午体温在37.2℃左右波动，伴头晕、耳鸣，曾于北京某三甲医院就诊，各项理化检查均未发现明显异常，均以"发热原因待查"诊断治疗，未见好转，遂来诊。

刻下症：低热，头部昏沉感，耳鸣，乏力，纳可，寐差，二便调。舌淡红，少苔，脉弦细。既往有肺结核病史。

西医诊断：发热（原因待查）。

中医诊断：发热（虚实夹杂证）。

治则：调和营卫，健脾养血。

针刺取穴：强间、大椎、陶道、肩贞、曲池、后溪。

操作：患者取坐位，针刺后施以平补平泻手法，得气后留针 30 分钟。

中药处方：

川芎 6 g	防风 3 g	荆芥 10 g
白芍 12 g	当归 9 g	白芷 3 g
茯苓 15 g	甘草 6 g	

共 7 剂，日 1 剂，水煎服。

复诊： 2020 年 10 月 29 日。患者诉上次治疗后第二日体温就恢复到正常，始终未再发热，体温在 36.5 ℃ 左右，精神状态好转，头部昏沉感明显好转。

针刺取穴：百会、曲差、角孙、悬颅、后溪、足三里、阴陵泉、阳陵泉、太溪、足临泣。

操作：患者取仰卧位，针刺后采用平补平泻手法，得气后留针 30 分钟。

中药处方：上方加石菖蒲 20 g，连翘 9 g，续服 7 剂以巩固疗效。

三诊： 2020 年 11 月 2 日。患者诉诸症状皆无，甚喜。再行针灸一次，巩固疗效。

按语： 五脏精华之血、六腑清阳之气，皆上奉于头，反之，凡影响精华之血和清阳之气上奉的都可以导致头疾。凡痼疾常有湿邪缠绕，遣方用药，均可加入祛湿之品，可以荡涤陈垢，使气机调畅。阳化阴，阴蕴阳。阴虚之体，补阴必须阳化，否则会阴补成瘀反为害；补阳必须阴蕴，否则会虚阳独炽。用药遣方，针刺选穴，均遵此道。方中白芷和石菖蒲芳香开窍，防风辛而不烈，甘缓不峻，微温不燥，药性和缓，故被誉为"风药中之润剂"，治风兼能除湿。防风和荆芥合用意在使微风徐来。川芎、白芍、当归补血活血。连翘能"透热转气"，可清气分之余热，畅营间气机，导营热外达。茯苓、甘草补脾。诸药同用，标本兼治，使郁热得散、营卫相和、气血阴阳平衡。观此方药味虽少，剂量也不大，但方中有法，法中有方，一药多用，效如桴鼓。全方不拘泥于清热，而是以散、和、补三法为核心，因势利导，既透邪外出，又健脾养血和营以扶正，兼以利湿。针刺选穴，同功同效。此外，强间属督脉，多用于头痛、头晕的治疗，《百症赋》云："强间丰隆之际，头痛难禁。"陶道是督脉与足太阳经交会穴，《针灸甲乙经》云："头重目瞑，凄厥寒热，汗不出，陶道主之。"《类经图翼》云："一传此穴善退骨蒸之热。"后溪属八脉交会穴，通于督脉，既可用于治疗热病、盗汗，又对耳鸣耳聋有治疗作用。上诸穴合用，此患者低热、头晕昏蒙诸症速收奇效。

三、明目组穴治疗小儿近视

王某，女，11岁。

初诊：2021年3月4日。主诉：双眼视力下降，远距离视物模糊2年余。患者2年余前因学业压力大，长时间近距离用眼后出现远距离视物模糊，近距离视物正常，就诊于某医院，查视力：远视力，右眼 0.6，左眼 0.8；近视力，双眼 J1/30 cm。快速散瞳验光：右眼 −2.50 DS/ −1.50 DC ×175→1.5；左眼 −1.75 DS/ −0.50 DC ×180→1.5。诊断为"双眼近视"，予配镜治疗。现患者自觉戴眼镜后仍有轻度远距离视物模糊，患者家属为求针灸干预治疗，遂来诊。眼科检查：裸眼视力，右眼 0.5，左眼 0.6。快速散瞳验光：右眼 −3.25 DS/ −1.75 DC ×175→1.0，左眼 −2.25 DS/ −1.00 DC ×175→1.0。双眼眼压、外眼、前节和眼底均未见异常。患者否认家族遗传近视。

刻下症：双眼视力下降，远距离视物不清，以右眼为重，近距离视物正常，面色萎黄，形体瘦弱，纳眠可，便溏，小便调，舌淡，苔薄白，边有齿痕，脉细缓。

西医诊断：近视。

中医诊断：能近怯远（脾胃虚弱证）。

治则：调枢通络，健脾养胃，益精明目。

针刺处方：明目组穴配合阴陵泉针刺，隔日 1 次，每周 3 次。另嘱家属陪同患者做护目操，早、晚各 1 次。

复诊：患者针刺治疗 1 个月后，自述远距离视物较前清晰，查裸眼视力，右眼 0.6，左眼 0.8，继予上方针刺。

三诊：2021 年 6 月 10 日。患者诉远距离视物基本清楚，且自觉眼神明亮，复查裸眼视力，右眼 0.9，左眼 1.0，其余症状均得到改善。嘱患者时常揉按明目组穴。

1年后电话回访，患者诉视物清晰，视力未见反弹。

按语：此证患者年龄仅 11 岁，发现近视较早，陈枫教授选用明目组穴配合阴陵泉穴标本兼治。阴陵泉为脾经合穴，具有健脾祛湿之效，且明目组穴中包含胃之下合穴足三里、脾经的三阴交，三穴相配伍可在调枢通络、补气养血、益精明目的基础上增强健脾养胃之功，使脾胃虚弱得调，标本兼治，从而取得较好疗效。另外，在治疗的基础上家属及患者配合较好，严格遵医嘱，在治疗结束后长期坚持揉按明目组穴，故而此患者在视力恢复之后，亦能维持较长时间。

四、反流性食管炎组穴联合中药治疗反流性食管炎

谢某，女，40 岁。

初诊：2021 年 7 月 1 日。主诉：反酸、烧心 3 个月。患者于 2020 年 11 月体检时行胃镜检查，提示反流性食管炎，因当时无明显消化道症状，未予重视。3 个月前无明显诱因出现反酸、烧心，以晨起及午后为重，偶咳白色黏稠痰，于当地医院检查诊断为反流性食管炎，行药物治疗，效果不佳。后配合中药治疗，未见明显好转。

刻下症：反酸、烧心，不因饮食而加重，咳透明状胶质痰，内有白色颗粒状物体，伴有阵发性呃逆，无恶心呕吐，偶有胃脘部胀痛，早晨因反酸、烧心憋醒，伴胸闷憋气，站立或喝水后症状减轻，午后再发反酸、烧心，夜间无症状，纳眠

可，二便调，舌淡红，苔厚腻，脉弦滑。

西医诊断：反流性食管炎。

中医诊断：吞酸。

针刺取穴：选用反流性食管炎组穴加减。取穴风池、膻中、内关、中脘、天枢、期门、阴陵泉、足三里、上巨虚、下巨虚、太溪。

中药处方：

连翘 15 g	枳壳 6 g	白豆蔻 6 g
砂仁 3 g	茯苓 12 g	甘草 6 g
当归 9 g	白芍 12 g	

共 5 剂，每日 1 剂，水煎服，早、晚分服。

复诊：2021 年 7 月 8 日。患者诉晨起及午后反酸、烧心症状较前好转，呃逆次数减少，偶有胸闷不舒，咳白黏痰，痰内未见颗粒状物体，胃脘部胀痛次数较前减少，纳眠可，大便秘，小便调，舌红，苔白腻，脉滑。

针刺取穴：同前。

中药处方：原方加莱菔子 3 g、大黄 3 g。共 5 剂。

三诊：2021 年 7 月 12 日。患者诉反酸、烧心明显好转，呃逆症状消失，偶有清稀痰，胃脘部胀痛消失，其余无不适，纳眠可，二便调，舌淡红，苔薄白，脉弦滑。

针刺取穴：同前。

中药处方：复诊方再加石菖蒲 12 g，共 5 剂。

半月后回访，症状消失，未再犯。

按语： 该患者为中年女性，平素脾胃虚弱，久而湿邪困阻，化而为痰，加之脾气较急躁，精神容易受影响而导致情绪紧张、易怒，肝气犯胃，从而导致气逆形成反酸等症状。舌淡红，苔厚腻，脉弦滑，亦提示此为脾胃虚弱、肝气犯胃之证。陈枫教授所选反流性食管炎组穴配合中药治疗，可达到标本兼治的效果。脾胃为后天之本、气血生化之源，所组穴方在滋养后天的基础上，行气血，调和阴阳，使治疗周期缩短，痊愈速度加快。

五、定眩组穴治疗椎－基底动脉供血不足

患者王某，46岁。

初诊： 2020年10月22日。主诉：头晕5个月余。患者5个月前无明显诱因出现阵发性头晕，伴视物旋转，曾于外院治疗（具体诊治不详），症状稍有好转。为求进一步系统诊治就诊于本科门诊。

刻下症：头晕伴视物旋转，无恶心呕吐，无头痛、心悸，舌质淡，苔暗，脉细弱。既往无慢性病史。头颅磁共振显示头部无异常。经颅多普勒超声（TCD）检查显示基底动脉血流速度减慢，频谱正常，余血管未见异常。

西医诊断：椎－基底动脉供血不足。

中医诊断：眩晕（气血亏虚证）。

针刺处方：定眩组穴配足三里、上巨虚、下巨虚、阴陵泉穴。隔日针灸 1 次。

1 次针刺治疗后眩晕症状减轻，3 次后眩晕症状基本消失。6 次治疗后患者自觉基本正常。后继续针灸 3 次后，经颅多普勒超声复查显示正常，后继续巩固治疗 3 次痊愈。半年后回访患者眩晕症状未复发。

按语： 此患者之眩晕较为典型，治疗周期短，痊愈快。陈枫教授所选定眩组穴配以足三里、上巨虚、下巨虚、阴陵泉 4 穴可标本兼治。阴陵泉为脾经合穴，足三里为胃之下合穴，上巨虚、下巨虚分别为大肠和小肠的下合穴。《灵枢·本输》言："大肠、小肠皆属于胃，是足阳明也。"脾胃为后天之本、气血生化之源，所配 4 穴在定眩组穴调枢导气、醒神定眩的基础上补益气血，如此标本得治，患者眩晕快速痊愈。

六、失眠组穴治疗卒中后失眠

患者，女，58 岁。

初诊： 2021 年 6 月 21 日。主诉：卒中后失眠 1 个月余。患者 5 月 9 日突发眩晕、偏身麻木，诊断"急性脑梗死"。经治疗，头晕、肢体麻木减轻。发病后入睡困难，眠浅易醒，呈进行性加重，需服酒石酸唑吡坦片方可入睡。

刻下症： 入睡困难，多梦易惊醒，伴头晕、偏身麻木，口苦，心烦心悸，乏力倦怠，潮热盗汗，舌红，脉细数。头颅磁共振（2021年5月11日）显示：左侧中脑急性脑梗死。匹兹堡睡眠质量指数（PSIQ）12分。

西医诊断：脑梗死恢复期，失眠。

中医诊断：不寐（心肾不交证）。

针刺处方：选用失眠组穴加减。取穴百会、风池、完骨、翳风、本神、液门、阳陵泉、丘墟、神门、太溪。隔日针刺治疗1次。

首次治疗后睡眠症状改善，入睡时间由2小时缩短至1小时；3次后睡眠症状明显改善，未见惊醒；4次后患者自觉夜寐基本正常，停用安眠药，睡眠时间8小时。1个月后随诊：PSIQ 3分。半年后回访，失眠未复发。

按语： 该患者中风后气血逆乱，脏腑气机失调；从入睡困难、多梦易惊醒、心烦心悸、潮热盗汗、舌红、脉细数可知其神之枢、君相火之枢不利；乏力倦怠，可知其三阳经不利；偏身麻木、潮热盗汗，可知其表里、津液之枢不利。故该患者三阳经之枢、表里之枢、脏腑气机之枢、神之枢、君相火之枢、津液之枢均不利。陈枫教授选用失眠组穴中百会、本神调神安神，风池、完骨、翳风意在导气，使脏腑气血得以上奉，神有所养；液门、阳陵泉、丘墟重在调枢，使六枢通调，脏腑阴阳有序。所配神门、太溪，分别为手、足少阴经之输（原）穴，属土，秉土气之和缓，泻火以安神，可交通心肾，调理君相火之枢，使君相二火各得其位。神门穴亦可安神，标本同治，起效迅速。本组穴位互相配合以达调枢导气安神之功。

七、消渴组穴治疗 2 型糖尿病

病案一

患者，男，71 岁。

初诊：2012 年 5 月 2 日。主诉：血糖升高 6 年。2006 年患者突发脑梗死于北京某医院住院，检查发现餐后 2 小时血糖 25.06 mmol/L，空腹血糖 17.4 mmol/L，遂予胰岛素治疗。出院后坚持胰岛素治疗，并控制饮食，适量运动，血糖控制不佳，建议加用口服降糖药物治疗，患者惧怕药物不良反应，遂至针灸门诊就诊。

刻下症：口干，消瘦，尿频，视物模糊，乏力，舌质淡，苔白腻，脉沉。空腹血糖 15 mmol/L，糖化血红蛋白 7.2%。

针刺处方：选用消渴组穴，取穴素髎、中脘、关元、气海、曲池、合谷、上巨虚、下巨虚、足三里、内庭、三阴交、太溪。

针刺 8 次后开始减少胰岛素用量，针刺 21 次后完全停药，诸症好转，空腹血糖控制在 5.0~6.3 mmol/L。患者坚持四时之际针刺治疗，随访 2 年血糖水平控制平稳。

病案二

患者，女，65 岁。

初诊：2013 年 3 月 19 日。主诉：血糖升高 10 年。患者确诊 2 型糖尿病已 10 年，以口服药物配合胰岛素治疗。几经住院调整，仍控制不理想，且出现糖尿病视网膜及周围神经病变。

刻下症：消瘦，口干，多饮，多食，视物模糊伴有闪光感，双下肢怕凉、皮温下降、感觉减退，舌质暗红，苔白腻，脉弦滑。

针刺处方：选用消渴组穴，取穴素髎、中脘、关元、气海、曲池、合谷、上巨虚、下巨虚、足三里、内庭、三阴交、太溪。

针刺 10 次后开始减胰岛素及口服降糖药用量。针刺 28 次后完全停药，检查尿糖阴性，血糖、糖化血红蛋白均在正常范围内，余遵上述方案治疗。随访 1 年余未再服药，并发症亦逐渐改善。

按语： 现代医学认为，糖尿病是一组以高血糖为特征的内分泌－代谢疾病，而 2 型糖尿病主要由于胰岛素抵抗伴胰岛素相对不足所致。胰岛素抵抗使机体对胰岛素敏感性下降，进而导致高胰岛素血症、B 细胞受损、高血糖及脂代谢紊乱，最终使糖尿病进一步发展。目前国内外的基本治疗包括糖尿病教育、饮食控制、适度的体育锻炼及药物治疗、胰岛素注射治疗等。临床的对比观察证实，针刺消渴组穴能有效降低血糖，且从中长期的糖化血清蛋白、糖化血红蛋白两个检测指标来看，可使血糖控制良好，而且无明显副作用产生。

八、疲劳组穴治疗癌因性疲乏

患者李某，男，65 岁。

初诊：2024 年 3 月 10 日。主诉：周身乏力 1 年。患者 2022 年 6 月无明显诱因出现鲜血便，2022 年 7 月 1 日于我院行结肠镜检查，提示：升结肠近肝区环周溃疡型肿物，菜花样改变，管腔狭窄，镜身无法通过。活检病理示：（升结肠）中－低分化腺癌；免疫组化：MSH6（＋），MSH2（＋），MLH1（＋），PMS2（＋），CDX－2（＋），P53（100％，错义突变表达方式），CK（＋），Ki－67（＋80％）。2022 年 7 月 9 日中国人民解放军总医院第七医学中心补充病理：（升）结肠高级别异型增生伴纤维间质反应、癌变，局部考虑有浸润。免疫组化：HER－2（0），PD－LI（SP263）（CPS 约 5）；分子病理：KNPB（KRAS Exon－2 G13D 变异型 CT：22.31）。胸腹盆腔 CT：升结肠癌，病变旁实性结节，考虑淋巴结转移；肝多发转移癌；双肾囊肿可能性大；纵隔淋巴结，建议密切追访；双肺肺气肿。2022 年 7 月 19 日行 1 个周期的化疗［第 1 天服用伊立替康 240 mg，第 2 天服用奥沙利铂 150 mg，第 1～8 天服用卡培他滨 2.0 g（或 1.5 g），第 1 天及第 14 天服用贝伐珠单抗 300 mg］，化疗后出现声音嘶哑、腹泻、重度恶心呕吐等不良反应，2022 年 8 月 4 日至 2023 年 1 月 8 日行 11 个周期的贝伐珠单抗联合 FOLFOX 方案化疗，评价：部分缓解。

2023 年 2 月 15 日行经皮穿刺肝动脉栓塞化疗术，主要不良反应为一过性腹痛及转氨酶升高，对症治疗后缓解。2023 年 3 月复查 CT 未见碘油沉积，考虑肿瘤血供差。2023 年 2 月 20 日至 2023 年 6 月 12 日行 6 次贝伐珠单抗 + 卡培他滨维持治疗，评价：稳定疾病。2023 年 6 月 29 日复查 CT：与 2023 年 1 月 13 日的 CT 相比，肝内部分肿块较前略增大，密度较前不均匀，评价：进展性疾病。2023 年 7 月 3 日至 2023 年 9 月 18 日行 6 个周期的贝伐珠单抗 + FOLFIRI 方案化疗，2023 年 9 月 26 日复查胸腹部 CT：与 2023 年 8 月 17 日检查相比，肝内病变略缩小，余无明显变化，评价：疾病稳定。2023 年 9 月至 2023 年 12 月行瑞戈非尼靶向治疗，2023 年 12 月 29 日复查 CT：与 2023 年 9 月 26 日 CT 相比，右肺上叶前段结节较前片增大，部分结节新增，肝内病变略增多增大，评价：进展性疾病。2024 年 1 月 12 日至 2024 年 1 月 26 日行四线 2 周期靶向联合化疗：贝伐珠单抗 300 mg d1，TAS－102 60 mg bid d1～5。

刻下症：腹胀，双下肢水肿，运动后略憋气，乏力，纳差，眠差，偶有眩晕、低热，小便可，大便 2 日未行，舌暗淡，脉沉弱。

针刺处方：选用疲劳组穴加减。取穴关元、气海、血海、足三里、三阴交、中封、太溪、内关、神门、完骨。

操作：嘱患者平卧，常规消毒穴位，毫针直刺关元、气海、血海、足三里、三阴交 0.6～0.9 寸；毫针平刺中封 0.3～

0.5 寸；毫针直刺太溪、内关 0.3~0.6 寸；毫针直刺神门 0.3 寸；毫针斜刺完骨 0.5 寸。太溪、神门、完骨针刺后行捻转手法平补平泻，余穴均用捻转补法，得气后留针 30 分钟。

每日一次，连续治疗 14 次，乏力明显好转。

按语： 癌因性疲乏（cancer-related fatigue，CRF）为多因素相互作用所致的肿瘤常见症状，贯穿于肿瘤发生、发展、治疗的全过程。因形成原因不明，机制研究尚不清晰，癌因性疲乏经治后的缓解率往往不足 20%。现代医学对于癌因性疲乏仅限于对症治疗，缺乏有效的药物。而中医基于整体观念和辨证论治，针刺调理气血阴阳，往往可以起到不错的疗效。在临床运用组方时也要贯彻辨证施治的理念，适当增加选穴，以期收获更好的疗效，提高恶性肿瘤患者的生活质量。

九、针灸中的"意外之事"

门诊总遇一些"意外事"，记录下来，可资研究和探讨，至少是值得一个人静下来反复思考琢磨的事情。

一患者对陈枫教授说："陈主任，跟您反馈一个事情，您给我针灸这段时间，我发现一个意外的事，前些天我发现脚上长的十来个'瘊子'突然间没了。太谢谢您了！"患者喜悦之情溢于言表。据患者言，其右脚脚底四五年前开始长"瘊子"，有十来个，小脚趾及脚心居多。曾多次就诊于皮肤科，经数次液氮冷冻及激光治疗，总是去掉后又长出来。还用过许多药物，也没什么效果，后来也放弃了。在陈枫教授这治疗耳鸣这两个月的时间里，没再刻意治疗脚底瘊子，却于前些天突然发现脚底的"瘊子"没了，自觉意外。

该患者姓袁，男，36岁，耳鸣十余年，于两个月前来门诊就诊，陈枫教授予以全身调理。陈枫教授重整体，强思辨，取穴总是有别于"常规"，出其不意，细究却又穴出有由，更加传统，在典籍中能够溯源。也因于此，临床中常有"奇效"，常见"意外"。而每每出现"意外之事"，对患者、医者而言都是一件惊喜的事。例如今天同时就诊的患者中，就有一个患者面肌痉挛，自述就诊时每半小时抽搐一次，今日三诊，现一天只抽搐一次；还有一个复视患者，是望京医院病理科一位医生的父亲，也是三诊，复视已经消失，病理科的医生啧啧称奇；还有一个脚麻十余年的患者，仅数次针刺治疗后脚麻木感即消失，等等。在这里我们不再一一列举，只讨论一下刚开始说的袁姓患者的病例。

陈枫教授平日里常言："临床诊治疾病，要知其然，还要知其所以然。特别是疗效好的病例，意外收获的病例，更要反复思考，争取让意外可重复，让意外变成必然，或可能成为治疗某一疾病的新方法。我本人，还有你们都应该这样去做。"

按现代医学而言，瘊子是疣的一种，是人乳头瘤病毒（human papilloma virus，HPV）感染皮肤黏膜所引起的良性赘生物，因其皮损形态及发病部位不同而名称有别，该患者所发生部位为足底部，为"跖疣"。

中医称疣为"疣目""枯筋箭""竖头肉"，认为本病和正虚、邪侵相关，《灵枢·经脉》言："虚则生疣。"《圣济总录》亦言："风邪入于经络，气血凝滞，肌肉弗泽，发为疣目。"该患者所生之"瘊子"主要在足心和足小趾部位，《灵枢·经脉》云："肾足少阴之脉，起于小趾之下，邪走足心，出于然谷之下……"那么该患者所患"瘊子"当与肾经最相关。该患者之耳鸣，时间长达十余年，陈枫教授先前诊治时曾辨其为肾虚型耳鸣。肾虚则肾经经脉之气不足，气不足则易滞，滞则不通，同时也易感外邪。邪气阻滞于足底部则生"瘊子"。患者之前接受的液氮冷冻、瘢痕灸局部治疗仅治其表，而其内在根本气机未变，故后复发。

陈枫教授为其针刺治疗耳鸣时所取穴位有足三里、上巨虚、阴陵泉、太溪等。足三里、上巨虚为胃经穴，阴陵泉为脾经穴，脾胃为后天之本，气血生化之源，此三穴具有生化气血之功，可补中益气，亦有滋养先天之本——肾的功效。太溪穴为肾经原穴，具有滋补肾气之效，《素问·上古天真论》亦言："肾者主水，受五脏六腑之精而藏之。"取太溪穴亦有调补五脏六腑之效。故此四穴相配，使人之先后天皆得调补，人体之正气渐充足，肾之经脉之气也渐充足通畅。《吕氏春秋》言："流水不腐，户枢不蠹。"《灵枢·刺节真邪》亦言："六经调者，谓之不病，虽病，谓之自已也。"《素问·刺法论》

亦言："正气存内，邪不可干。"由此知该四穴有使人体正气足、经脉通之功。正气足、经脉通，一则可除原有之邪，二则可避外来之新邪。故患者在耳鸣渐好的同时，自身所患"瘰子"亦渐好转消失。这看似是针灸之"意外"，实则说明的是针灸治病不单是一穴治一病或多穴治某病，更是对人体整体阴阳平衡的调节，所以古人在《灵枢·经脉》有言："经脉者，所以能决死生，处百病，调虚实，不可不通。"所言非虚。